医療廃棄物の話をしよう

原田 優 著

篠原出版新社

はじめに

　医療廃棄物に関する話は、医療関係者にとって、関心の薄い話のようです。しかし、世の中の動きは、環境に優しく、危険の少ない医療廃棄物処理の実現を求めています。そして、医療関係者に厳しい規制が加えられる方向に動こうとしています。

　筆者は日本医師会に40年勤務し、最後に出会ったのが、医療廃棄物、感染性廃棄物に関しての仕事で、必死になって取り組みました。多くの先生方から、お叱りをいただきながらも、廃棄物処理の難しさ、重要性を学び、啓蒙に努めてまいりました。

　ここに私が学んできた医療廃棄物に関する知識のエッセンスとその実際を、日夜苦労されていらっしゃる医療従事者の方々に、ご理解いただきたく、筆を取りました。

　1992（平成4）年、まだ廃棄物の所管が厚生省の時代に、爆発性、毒性、感染性という健康または生活環境に被害を生ずる恐れのある性状を持つ「特別管理産業廃棄物」（以下、特管産廃）と、特管産廃の中に「感染性廃棄物」が新設されました。そして、これらを生ずる事業場は、講習会の受講が必要な「特管産廃管理責任者」（以下、管理責任者）を置くことが義務付けられたのです。

　医療機関以外のガソリンスタンド、メッキ工場等々、他分野の特管産廃を扱う事業場では、講習会の受講が義務付けられた「管理責任者」を必ず1名置かなければなりません。

　ところが、肝心要の医療資格者、「医師、歯科医師、薬剤師、獣医師、保健師、助産師、看護師、臨床検査技師、衛生検査技師、歯科衛生士」には、講習会受講なしで、管理責任者であるという法規定がされたのです。このため医療資格者は、何ら廃棄物に関する知識や法令を知らずとも、医療廃棄物を扱ってきているのが現状です。

　これが医療機関では、「廃棄物についての認識が遅れている」、「排出事業者責任を果たさず、すべて処理業者任せだ」などと囁かれる原因となっているのです。

　これに対処するために、2007（平成19）年、公益社団法人日本医師会は、公益財団法人日本産業廃棄物処理振興センターと共催で「医療関係機関等を対象にした特管産廃管理責任者講習会」を設置しました。これにより医療機関の事務職の方でも、特管産廃を扱う資格を持つことが可能となりました。

　すでに医療機関では、処理業者と契約し、処理を進められていると思いますが、本書では、適正処理への手順とともに、まず、優良な処理業者を正しく選択することが早道と考え、そのためのノウハウを提案いたします。さらに、自院で、管理責任者として、どのように対応することが必要かを説明します。本書では、管理責任者講習会の立上げの1人として欠けていた、その実務面で必要とされる、考え方、知識については、その後の16年間で培ってきた内容を特に、「感染性廃棄物取り扱いの実務」として、第Ⅱ章 医療廃棄物の処理 2．感染性廃棄物の適正処理　(3) 排出の実務と危険の回避の項目で、24ページに亘り、写真、事例などを挙げて、管理責任者講習会の内容を補いました。これには、医療機関から直接、感染性廃棄物を収集する一般社団法人 アダモスの会員各社の方々のご協力により掲載が可能となりました。

　廃棄物は、自ら処理することが建て前ですが、専門化しているので委託も許されています。しかし、委託はしても排出事業者責任は、あくまで排出事業者である医療機関にあります。講習を受けていないためか、このことを十分に理解されておりません。

　実際には、2つの面があります。

①事務面は、当然、法令遵守が挙げられ、現状は委託ですので、委託基準の遵守と不法投棄防止目的のマニフェスト管理は、排出

事業者である医療機関が、処理業者の助けを借り、最低限、自らに降りかかる災難防止ですので、責務を意識して行うべきです。

②廃棄物の実務面は、処理業者からも指摘されている点です。これは講習の内容では欠けている部分であり、医療機関の杜撰さが指摘されています。本書でのみ『排出の実務と危険の回避』を強調しています。

日常診療から生ずるＡ：感染性廃棄物を始め、感染性廃棄物以外の廃棄物（Ｂ：特別管理産業廃棄物、Ｃ：産業廃棄物）、後者には引火性、毒性、爆発性という危険なものも含まれます。Ａ：感染性廃棄物の分別に意識が向きがちですが、実は、Ｂ：特別管理産業廃棄物、Ｃ：産業廃棄物を、Ａ：感染性廃棄物に混入することが最も危険なのです。

感染性廃棄物の認識を変え、感染性廃棄物であるものは、プラ容器に入れてすべて同じ扱いができます。ただし、量が増えれば、鋭利なもの、液状物は、プラ容器、固形物は、段ボールを用いています。これは、費用節減のための使い分けをしているからです。

鍵は、本書により医療廃棄物と感染性廃棄物の違いを理解していただくことです。最初に「医療廃棄物とは」で、感染性廃棄物との違いを知っていただきます。

医療機関としては、法令上の基本分類に従い、発生する廃棄物は、予め一覧表を作成し、優良な処理業者と情報を共有することです。このために優良処理業者の選択について、チェック項目により探し、協力を得て、性状その他を補充し、安全・安心な分別により廃棄物管理を行うべきです。

なお、新たな IOT を駆使した感染性廃棄物の処理システムの開発も進められています。これらについても、本書の後半第Ⅲ章、第Ⅳ章で触れます。

お読みいただいた方々が、本書を活用し、２つの面で、それぞれ管理責任者と同等の知識を取得して、院長の有能な補佐をしていただくことが理想です。その仕組みの提案も第Ⅲ章でいたしました。

まず、事務の方には、できれば前出の講習会を受講していただき、資格を取得していただくことが自覚を持つ上で望ましいと考えます。

医療資格者は、すでに資格はお持ちですので、本書で最低限の法令ルールと、感染症廃棄物と特管産廃の分類区分とこの２つを一緒にしないという基本的な知識を身に着けていただきたいと思います。

この両面から院長を補佐していただければ、医療機関における廃棄物の適正処理は、格段の進化を遂げるものと期待します。なお、本書では、引用などの断りがない図表は、少しでもご理解いただけるようにと、すべて著者が作成したものです。モノクロで見にくい点は、ご容赦ください。本書の有効な活用を願ってやみません。

2024 年 3 月

原田　優

目　次

第Ⅰ章　医療廃棄物とは

第Ⅱ章　医療廃棄物の処理

第Ⅲ章　資源循環の時代に備えて

第Ⅳ章　医療廃棄物の適正処理の実現のために

推薦の言葉

終わりにあたって

第 1 章
医療廃棄物とは

1. 社会的背景

(1) 社会的事件
（胎児切り細裂き事件）

　わが国の社会問題で大きな課題が、環境と廃棄物問題です。

　廃棄物に関して、横浜の産婦人科の例を紹介します。

　廃棄物は、その法令も難しく、わからない内容も多いです。わずか1通の文書を出していなかったことにより、罰金と懲役刑が待ち受けていたという事件も起こっています。

　筆者は、日本医師会の通信教育講座「感染性廃棄物」の発足時、その担当となり、廃棄物に首を突っ込んで、1、2年ぐらいの時、19年前に遡る事件です。

　母体保護法による堕胎の感染性廃棄物に関するものがテーマです。母親の体内で生きていた胎児を医師が妊娠中絶をして胎児を取り出すことです。当然ここまでは、院長である医師が行いました。問題はその後です。院長が指示して、

従業員にこの胎児を切り細裂きさせていたのです。猟奇的ともいえる事件で、理解に苦しむものでした。

　これは、胎児を廃棄物として、容器に詰め込むためにさせていたのです。この診療所は、その年の1月から6月までの半年間に約120件の中絶を行い、胎児を廃棄していました。

　当時は多くの報道がありましたが、現在、記録は少なく、資料確認、入手に苦労しました。

　この事件は、2004（平成16）年10月、マスコミで一斉に報道され、医療機関名と医師名も公表されました。優生保護法自体は1996（平成8）年に、母体保護法と名称を変更し、一部内容が改正されました。

　事件の実際は、母体保護法により妊娠中絶手術後、取り出した胎児を職員に指示し、切り細裂きました。胎盤、血液の付着したガーゼ等と共に、事業系一般廃棄物用のビニール袋に入れ、4重に梱包し、外からはわからないようにして、一般廃棄物の集積場に出し、生活ゴミ収集車や、あるいは処理業者に回収させていたという事件

でした。

　事件の発端は、職員が耐えられず、警察に通報したことから始まりました。朝日新聞（2004年7月20日付）では、「胎児は金属の盆の上に載せられて流し台に運ばれる。そこで、はさみで体や手足を切った。元職員は心の中で『ごめんね』と繰り返し作業を続けた」と報道しています。

　通報を受けて警察は、死体を切り細裂いたとして医師を緊急逮捕しました。その後、全貌が明らかになってくると、これらの行為は、開業以来何年間も行ってきたということでした。

　その他には、街の一般廃棄物（いわゆる生活ゴミ）収集場所にわからないようにして捨てていたということも問題としてありました。12週未満は、母体保護法で決められており、死体とはなりません。したがって、死体損壊、遺棄などの罪にはなりません。病理廃棄物となって、感染性一般廃棄物に分類されます。胎児としてこれを弔うかどうかは、また別問題です。逮捕はしましたが、死体損壊では起訴できない状態になっていました。そこで日本医師会にも、環境省他が来て、医師の意見を聞いていました。

　通常であれば、感染性廃棄物になります。正確に言えば、12週未満であり、死体ではないので病理廃棄物と同じです。病理の臓器等は、感染性廃棄物の感染性一般廃棄物となります。

　問題の論点は、この罪状だけではなくて、他の観点からも、なぜ医師という社会的にも高い地位にいる方が、高々廃棄物費用を節約するために、胎児の死体を切り細裂かせるようなことをしたのかという点です。また、法的な問題以前に、なぜ街の生活ごみの集積場に胎児の死体を事業系ごみの指定袋に入れ、捨てていたのか？　その心情がわかりません。廃棄物費用を浮かせようとしたのか？　私は日本医師会の職員という立場から見ても、倫理観以前に、自制心が働かなかったのか疑問でした。

　廃棄物の問題としては、当時、処理業者による不法投棄などが、頻繁に起き、医療関係が犠牲になっておりました。これでは、似た者同士といわれても仕方がないと思いました。

　2005年5月に判決が下されました。廃棄物処理法（委託基準）違反、懲役1年、執行猶予3年、罰金100万円（求刑懲役1年、罰金100万円）が言い渡たされました。

　ボランティアなどもしていたので執行猶予付きとなりましたが、後に診療報酬の不正請求3億円も明るみになりました。

　妊娠12週以上の中絶胎児に関する死体遺棄・損壊罪等は不適用となりました。

　裁判長は、中絶胎児が廃棄物処理法上の廃棄物に当たると判断し、「感染性病原体が付いた可能性があるものが外に出る恐れを生じさせた危険な犯行。看護師にカルテの破棄を指示するなど、刑事責任は軽視できない」と述べました。論告で、「長年の習慣で違法な廃棄を続け、医師として倫理観、衛生観念が著しく欠如している」と指摘。弁護側は、廃棄行為は認めましたが、「中絶胎児は廃棄物とはいえない」と主張していました。判決によると、被告は前年1月から6月まで計15回、妊娠12週未満の中絶胎児や胎盤、血液の付着したガーゼなど計約212グラムを業者に内容を通知せずに、事業系一般廃棄物として出して処分していました。実際には、開業（1994年）以来、2004年6月まで行っていたとの報道でした。

　医療全体に及ぶような事件で、世間一般の方々を震撼させる内容です。多くの真面目に医療に携わる医師や、その他の医療関係者の方々の品位まで下げてしまうような事件でした。

(2) 廃棄物処理法上の違反

　廃棄物処理法としての違反は、委託基準違反です。3年以下の懲役、若しくは300万円以下

の罰金または、この併科（両方）と厳しいものです。

　具体的には、各該当項目で解説しますが、廃棄物処理法では、特別管理産業廃棄物は、通常の産業廃棄物より、爆発性、毒性、感染性、その他の人の健康又は生活環境に係る被害を生ずるおそれがある性状を有する廃棄物となっております。感染性廃棄物は、特別管理産業廃棄物の５項目の一部ですので、該当します。したがって、感染性廃棄物を含む、特別管理産業廃棄物は、廃棄する際には、**あらかじめ**（契約以前に、このケースであれば、開院し診療を始める前にということ）、排出する特別管理産業廃棄物、感染性廃棄物の種類、性状、取り扱いの注意事項などの予定する廃棄物の情報を委託予定の処理業者に**書面で通知する**ことが必要です。

　この書面を、WDS；Waste Data Sheet、廃棄物データシートと**呼ぶ人もいます。**

　この条項は、特別管理産業廃棄物のみの委託基準です。産業廃棄物の委託基準と、１項目だけ異なるところで、当時は知っている方は極端に少なかったです。ただし、最近は、廃棄物に関する知識も医療関係の方たちも、「医療関係機関等を対象にした特別管理産業廃棄物管理責任者の資格取得講習会」が新たに設置されたため、ご存知の方も増えてきています。

　結局、この横浜の産婦人科の医師も、講習を受けた特別管理産業廃棄物管理責任者を１名置くという廃棄物処理法施行規則の１項目を、厚生省（当時）は感染性廃棄物を新設した時から講演会受講を無視して、医療関係資格者には講習会受講無しで特別管理産業廃棄物管理責任者としてしまったことに起因しております。ある意味では、犠牲者であるともいえましょう。

　この事件を、胎児の扱いで罪になったと一見取れますが、そうではありません。倫理面では、

罰することもできず、実は、無理矢理にこの感染性廃棄物を含む特別管理産業廃棄物だけの委託基準の「あらかじめ文書で処理業者に伝える」という文書がなかったという、条項の違反で有罪になったのです。まさに廃棄物処理法のコワイところで、「紙切れ１枚が欠けていた」ことで、有罪になったのです。

　他の分野の企業に比べて、医療機関は、感染性廃棄物の処理単価が高いこともありますが、廃棄物処理法が大改正により、産業廃棄物の新設で、「事業者が事業によって発生した廃棄物は自分で処理をする。できない場合は、許可ある処理業者に費用を支払い、委託する」と大きく変化したわけです。私も日本医師会にいながら、これらの詳細は恥ずべきことですが、自分がこの分野を担当するまでは、全く知りませんでした。医療機関は、廃棄物費用について、今まで自院で処理するか、注射針などもプロパーに持っていってもらうなり、地域の一般ごみで回収しておりましたので、長年無料でした。この名残か、価格を値切る傾向が強く、安さにつられ、不法投棄でも被害に遭う率も高いといえます。

(3) 知らないとコワイ　廃棄物処理法

　コワイことは、なぜこのような特殊な事件に、医療機関が関わってしまったのか、単純に感染性廃棄物として廃棄していれば良いのに、たくさん詰め込み、処理費用を少なくしようとして廃棄したのでしょうか。この罪状は、立派な廃棄物処理法違反となります。

　これから学ぶことで、皆さんが今後、廃棄物処理を学んだ知識が、医療機関を救い、このような事件を未然に食い止めることができると確信しています。

　通常では、廃棄物処理法の規定は、特別管理

産業廃棄物だけで、特別管理一般廃棄物は略している場合が多いのです。感染性廃棄物も同様で、感染性産業廃棄物、感染性一般廃棄物と両方ではなく、感染性産業廃棄物のみの規定です。法律では分けていても、実際には「感染性廃棄物」で一本化しており、これらの点もわかりにくくしている原因の1つといえます。

　環境省自身もほとんど、「感染性廃棄物」のみの表示を使っております。環境省の「廃棄物処理法に基づく感染性廃棄物処理マニュアル」（以下、マニュアル）でも同様で、感染性産業廃棄物、感染性一般廃棄物と分けて使っている箇所は、1割程度と少ないです。

　本来は、医療機関が契約の前に、あらかじめ、感染性産業・一般廃棄物を含む、特別管理産業・一般廃棄物の内容を、委託を予定している処理業者に書面で渡さなければなりません。これにより処理業者は、排出される廃棄物の処理方法を調べるなどして、自分のところの処理設備で委託処理を受けることができるか、価格はどうかなどを決定する重要な書面となるわけです。

　ところが、多くの医療機関はこの書面を出すことすら知らず、出さずに、処理業者側が、大体、医療機関から排出される廃棄物の内容は判っているので、医療機関に代わって書面を用意してしまいます。これらの甘えが、始まりから終わりまで続き、結局、医療機関は排出事業者責任の意識がないなど、陰口を叩かれるという悪循環となっているのです。もっと表向きも裏向きもなく、処理業者が医療機関のお手伝いしても、これら医療機関から排出する廃棄物の種類は、本来、医療機関が示さなければなりません。

　特別管理産業廃棄物が、産業廃棄物より、危険度が高いということの表れで、廃棄物処理法の委託基準で、感染性廃棄物を含む特別管理産業・一般廃棄物のみ、この1項があります。たとえ処理業者が用意しても、これらの法令があり、本来は、医療機関が用意することを処理業者は、新たな契約の際だけのルールですが、医療機関に教えてあげる必要があります。

　この事件は、契約前の情報の伝達で、当時のほとんどの医療機関では、提出しておりませんでした。そのかなり後の法改正で、常時、新たな廃棄物が出る場合は、常に伝達するように新たな法規定が追加されました。これらは、後の第Ⅲ章の「契約書の法令記載事項」として、まとめて解説します。処理業者も、医療機関に対して、旧来のおんぶに抱っこのような、至り尽くせりでは、医療機関は、全く理解もせず、頼っており、これは改めるべきと考えます。

　事件をきっかけに、全国に中絶胎児の扱いの調査が実施され、その実態が明らかになりました。条例が整備されていたのは、北海道、東京都、神奈川県、愛知県など7都道府県・4保健所設置市（10.6％）にとどまっていました。これらは、例えば元々東京都には胞衣条例（1948（昭和23）年）があり、他にも、北海道、神奈川県、愛知県、三重県、京都府、大阪府、兵庫県でも、条例があり、独自の対応をしていたようです。

　なお、調査結果を受け、環境省・厚生労働省両省は「妊娠12週未満の中絶胎児であっても、生命の尊厳の観点から適切に取り扱うことが必要」との見解を公表しました。今後、火葬場で焼却するなどの条例を定めている自治体の例を周知し、注意喚起を行いたいとしています。

　ここで指摘したいのは、医療機関で最も廃棄物に関して疎いのは、院長であるかもしれないということです。本書の意図するところは、**医療関係資格者の多くは、講習会の受講がなくても、特別管理産業廃棄物管理責任者（以下、管理者）の資格が与えられています。医師もその1人です。**しかし医師は、いくつもの他の資格も自動的に持ち合わせているので、その責任と怖さがないのかもしれません。

　届け出の管理者は、院長で良いと思います。しかし、医師の業務だけでもご多忙の院長に、

現在のような法改正も多い廃棄物まで1人に負わせるのは、とても負担が重すぎます。

この解決策としては、医療関係者で分担して、院長を補佐することを提案します。これは、第Ⅲ章-2.「医療機関内部体制のあり方と処理業者とのより良い関係」で、詳細に解説します。

廃棄物処理法の規定の罰則などの他に、処理業者からの情報、そして、本件のような違法については、早い段階で止めていただければと考えます。特に医療は良くも悪くも、社会から注目されています。環境に関しても、関心が高くなっております。医療が良い面で注目されるのは望ましいですが、CSR（社会貢献度）でマイナスとなることは避けたいものです。

この他にも医療では、いくつかの躓いた事件があります。他産業では、社長が特別管理産業廃棄物管理責任者として届けていることなど聞いたことがありません。この機会に、体制づくりをされることをお勧めします。

今後の参考のためにいくつかの医療を中心とした廃棄物に伴う事件例を以下に挙げます。

どのような点に注意すれば、巻き込まれないかを参考にお考えください。

(4) わが国の主な不法投棄事例

1) 瀬戸内海、豊島（てしま）の不法投棄

不法投棄に関わるいくつかの事件があります。古い事件から並べると1990（平成2）年に発覚した香川県の瀬戸内海の風光明媚な豊島（てしま）の不法投棄です。これは産業廃棄物で、この事件に医療は関わっていません。1965（昭和40）年頃から、ミミズの養殖と偽って始めたものです。令和4年度までにつぎ込まれた公費は計約820億円といわれ、令和5年3月、国の財政支援は終わります。40年を超えても現状復帰までには、まだ不十分です。

2) ニッソー事件

1999（平成11）年12月、フィリピンのマニラで大量の医療廃棄物が混入した危険なゴミが入った梱包物がコンテナを使って運ばれたニッソー事件があります。この事件では、国境を超えて廃棄物を無断で運び、バーゼル条約違反をしていました。翌年1月、コンテナ計122個、2,200トンが、国費2億8,000万円を使い、日本まで搬送されました。日本国内でも、処理業者ニッソーは、1都、7県（長野、岩手、茨城、千葉、栃木県、他）の山中に計3万4,000トンのゴミを放置していましたが、「ゴミではなく有価物」、「国内では多くの業者がやっている」などと罪の意識は全くありませんでした。ニッソーの伊東社長は懲役4年、罰金500万円の実刑判決を受けました。

3) 青森・岩手県境不法投棄事件

わが国最大の不法投棄は、青森岩手県境の不法投棄事件です。期間的にも長く、また首都圏を中心に25都道府県、12,002人の排出事業者が被害に遭いました。その内訳は、関東一円で88%、特に医療機関が、都立病院も含め、1/3を占めていました。

総額708億円の費用をかけ、青森・岩手共、2023（令和5）年3月に、約14年かけ、青森側の水の浄化、岩手側の地中の土壌汚染まで含め、原状回復が終了しました。

総額708億円ともいわれる費用をかけ、ほぼ原状回復が行われましたが、青森側の水の浄化は今もなお続いています。

豊島の不法投棄を除く、ニッソー事件と青森・岩手県境の不法投棄事件は、医療廃棄物が中心といわれても反論できません。青森まで運んだとしたら、本来当然運搬費用だけでも、高くなるはずです。東京中心が多かったにもかかわらず、安いことにも気が付かなかったのです。

青森までは、運賃高速を含めて、730km、

19,000円、8.5時間かかります。これが、東京近辺の処理業者より、安価にできるはずがありません。ニッソー事件についての詳細は調べきれておりませんが、青森・岩手県境不法投棄については、入手可能な資料を詳細に調べました。その結果、関東でも優良処理業者であった縣南衛生が、廃棄物燃料の開発が思うようにいかず、燃料化と称して、青森に運び、不法投棄に走ったということが判明しました。そして青森には、堆肥にするという処理方法で中間処理の届出で、自分の土地を自分の処理会社に貸すという方法で、青森県と岩手県の県境に最終処分場の届出をした三栄化学工業という業者と結託しました。

夜間に穴を掘り、感染性廃棄物（1992年新設）、産業廃棄物のドラム缶の廃油などを埋めて、昼間は土を被せておくという不法投棄を繰り返していました。平成2、3（1990、91）年から平成11（1999）年の9年間、暴けなかったのです。しかし、特に医療機関は、ガードが甘過ぎたということは否めません。首都圏から運んで安く済むはずがありません。大変残念なことは、いずれの医療機関も何の疑いもなく、依頼しておりました。医療機関以外でも、テレビのCMに出てくる一流企業など、東京をはじめ首都圏を中心とした25都道府県に及び、12,002人の被害者が出たことと、業種別には医療が1/3を占め、関東一円で、ほぼ88％を占めています。大阪、兵庫、香川、福岡でも委託しており、自主的原状復帰が多いです。措置命令で原状復帰など、いずれも、通常の費用の何倍、何十倍も高価な負担をしました。

(5) 医療廃棄物の社会的影響

社会からの目は、医療に対して期待と偏見とが交錯しております。ガードの甘さは、許されることではありません。本来、感染性廃棄物を含む、特別管理産業廃棄物を排出する事業場、

すなわち医療関係機関等では、厚生省（当時）指定の講習会を受講した特別管理産業廃棄物管理責任者（以後、管理責任者）を必ず1名設置することが、廃棄物処理法施行規則で規定されています。しかし、施行規則では、医療関係資格者は講習会を受講しないまま、自動的に管理責任者になっています。日本医師会では、この矛盾に気が付き、新たに『医療関係機関等を対象にした特別管理産業廃棄物管理責任者資格取得の講習会』を、（公財）日本産業廃棄物処理振興センターと共催で新設しました。

しかし、すでに動き出している特別管理産業廃棄物、感染性廃棄物について、各医療関係機関等1名ずつ講習会を受講した管理責任者を置くという徹底は、至難の技です。現在、かなりの受講者数となり増加してはおりますが、感染性廃棄物が新設された時点で、講習会を開催していたならば、と今となっては悔やまれます。

「はじめに」でも述べたように、医療資格者の方は、すでに「管理責任者」の資格を、お持ちです。本書を活用して、各職種に合わせた内容の廃棄物処理法のルールや、講習会では触れられない実務を学ばれ、名実伴った管理責任者となられることを期待します。

以下に、現在は、このような事件は起きないかと思いますが、医療廃棄物絡みの事件について検証しましたので、参考にしてください。

1）不法投棄容疑、開業医逮捕

2006（平成18）年、東京都豊島区の開業医が、診療所の感染性廃棄物を1993（平成5）年の開業以来、処理業者には11回しか委託せず、感染性廃棄物、産業廃棄物は、300kgを上回るほど、不法投棄を行っていたことで逮捕されました。近くのごみ集積所に、血液付着の注射器、チューブ、ガラス容器5.4kgを事業系不燃ごみに混ぜ、同年7月から10月までに3回不法に捨てていたのです。事実を認めながら、「逮捕

には納得できない」と容疑を否認しました。捨てる際にはなるべく処理券を付けないように指示していたとのことで、処理費用を節約するための不法投棄といえます。

行為者は「廃棄物処理法（投棄禁止）第16条 何人も、みだりに廃棄物を捨ててはならない」とあります。罰則は、第25条1項に「廃棄物の投棄禁止違反」で、最も重い場合は、「5年以下の懲役若しくは1,000万円以下の罰金、またはこの併科（両方）」となります。

2）マンションのごみ集積場に不法投棄

大阪のマンションにある診療所が、使用済み注射器や血液付着の注射器他の明らかに感染性廃棄物をマンションの生活ごみ集積所に、一般ごみとして不法投棄していた事例があります。2006（平成18）年12月に発見されました。院長は、看護師達がやっていたことで、自分は知らないと答えたということです。

不法投棄では、直接投棄した本人はどのような理由であれ、まず違反者になります。先の例では、明らかに院長が指示しておりました。

ところが、本事例では、院長は知らなかったということは、まず直接廃棄していた看護師が違反者になり、罰則が適用されます。関与していないという院長はどうなるか。看護師たちが、自分たちで率先して不法投棄をしたかです。それ以前に、看護師たちも自分たちで、そのようなことはしたくなかったが、と無実を主張するはずです。

しかし、廃棄物処理法では、その心配はいりません。このようなケースは、初めから想定内であり、「両罰規定」という独特のルールがあります。院長や事務長から、事が露見したら部下が罪を被れといわれたとしていても、廃棄物処理法では「両罰規定」で、初めから院長や事務長も同罪となります。そして、不法投棄は法人がもし絡んでいれば、罰則は、法人であるた

めに懲役刑はありません。個人で、院長は、不法投棄で懲役や罰金、そして医療機関は、罰金刑だけです。ただし罰金は、「3億円以下」という高額なものとなります。

3）社団法人アダモス無料セミナー

知らないとコワイのが、廃棄物処理法の基礎知識であり、さらに知らないとコワイのが、排出事業者責任と分別のポイントです。

2017（昭和29）年3月9日、一般社団法人アダモスの標記セミナーの開催に当たり、廃棄物関係に造詣が深い弁護士の芝田麻里先生（芝田総合法律事務所）にご相談に乗っていただき、第2回基礎からわかるアダモス医療廃棄物適正処理無料セミナーを企画しました。テーマは、『法的にみた排出事業者責任と分別の実務』です。「知らないとコワイ廃棄物処理法の基礎知識」は、芝田先生に講演をお願いし、それを受けて、「知らないとコワイ排出事業者責任と分別のポイント」は、有害・医療廃棄物研究会理事である私が講師を務めました。

今後、本書も利用して、医療のモラル挽回のため、医療全体の社会的貢献度の向上のために、短期間で、効率良く、廃棄物の基礎を学んでいただくセミナーを実施したいと考えています。

すでに管理責任者の資格をお持ちの医師、看護師、臨床検査技師、薬剤師などの医療資格者の方々も、事務系で資格は現在お持ちでない方にも、管理責任者講習会では聞けない、分別のポイント、危険な分別の回避などの実務面を、法規、事務面の最低限の必要要件は、どのようなものかと一緒に学んでいただければ幸いです。

(6) 感染性廃棄物に関する事件

不法投棄や不適正処理などは、当初処理業者によるものばかりだと、私は思っておりました。少し関わった環境省調査で、新聞等で掲載され

た記事を 12 年間分の集計結果をつぶさに調べました。すると、不適正処理は、処理業者ばかりではないことがわかりました。

1) 感染性廃棄物の不適正処理事例

事例としては、貴重な資料として環境省の調査結果があります。これらを誰がやったことか、その行為者、すなわち、処理業者、医療機関、患者等、それぞれ別に集計したものです。

感染性産業廃棄物が、特別管理産業廃棄物の中の 1 項目として新たに作られたのが、1992（平成 4）年です。この年からの感染性廃棄物の不適正処理事例、不法投棄事例を、環境省が現（公財）日本産業廃棄物処理振興センターに依頼して、感染性廃棄物を中心とした、不適正処理、不法投棄などについて、新聞、雑誌等の記事から収集・調査したものです。

感染性廃棄物ができた 1992（平成 4）年 4 月 1 日から、2004（平成 16）年 3 月 31 日までの 12 年間分の新聞記事等から、2,000 の記事を集計しました。全国紙 6 紙・地方紙 40 紙をはじめ、専門雑誌・新聞等 7，その他文献 9 の 62 種から収集した記事です。内、ニッソー事件が、20％（386 件）を占めています。少しかかわったのでご紹介します。

主なものは、廃棄物の不正輸出、不法投棄に始まり、不適正排出（感染性廃棄物を感染性廃棄物ではなく、生活ゴミ等の一般廃棄物として排出など）、それ以外としては、委託基準違反をはじめ、マニフェスト関連の違反、無許可営業、処分基準違反などがあります。その他の廃棄物処理法違反、廃棄物処理法以外の法律違反もあります。

また、医療機関内での廃棄物取扱い不備（針刺し事故対策、保管等）などや、感染性廃棄物が、医療関係機関等、処分場などに埋設されていた例もあります。行為者（n=316）としては、処理業者が最も多く 38％を占めています。次

いで医療機関は、26％と決して少なくない数字です。患者 4％、その他 8％、不明 11％、特定できず 13％となっております。

内容は種々雑多で、感染性廃棄物も発足時は混乱があったことが想像されます。感染性廃棄物に関しても、廃棄物処理法の基本的なルールも皆無の状態でスタートでした。この調査報告書では、これらの弊害が如実に出ています。

2) 感染性廃棄物不法投棄の行為者

事例は、新聞記事 1992（平成 4）年 4 月から 2004（平成 16）年 3 月までを調査対象としております。不法投棄となると、掲載数は、少なく、n＝72 です。

感染性廃棄物の不法行為の行為者についての調査結果を先に説明しておきます。行為者は、処理業者が 25％、医療機関が 12％、次いで患者 10％とあります。その他 10％、不明が 43％を占めており、不法投棄全体の割合です。

①処理業者による不法投棄

不法投棄が廃棄物事件では中心的になります。収集した新聞記事 2,000 件の内、約 2 割の 386 件は、先に挙げたフィリピンに医療廃棄物を含むコンテナ 122 個と大量（2,700 トン）の不正輸出したニッソー事件が占めています。また横浜の産婦人科の胎児の事件は、不適正処理として扱っており、これも 400 件を上回っております。

不法投棄は、誰が行ったかが問題となります。処理業者と医療機関とに分けてみると、その比率は、25％対 12％で、医療機関の不法投棄が半数存在していることには驚きました。

処理業者の場合には、この調査期間には、1999（平成 11）年、青森・岩手県境を始め、他では触れていませんが、2004（平成 16）年 3 月、岐阜県椿洞で、ごみから白煙が上がり、新たな不法投棄が発見されました。一酸化炭素、

水素、ダイオキシンなどが検出されました。処理業者の善商の6人が逮捕されています。最終処分場が住民の反対に遭いできなかったこともあり、近辺から廃棄物を集め、不法投棄を繰り返していたという事例です。撤去費用66億円の内、業者からの回収は1億円程度です。県の代執行で行ったために、委託した会社で、現在も月100万円を負担し続けております。大半の委託した企業の契約、マニフェストはずさんなものであったようです。ただし、この善商事件に限っては、医療機関からの感染性廃棄物はなかったようです。

その他の不法投棄事件としては、前出の大型事例以外では、千葉県成田市芦田の1996（平成8）年6月の不法投棄事件の報道が多く、周辺の民家の井戸水（飲水）から基準超えのヒ素等の有害物質が検出されて新聞報道となりました。県、成田市、県産廃協会の3者で、2億5千万円の撤去費用を負担しました。

②医療機関による不法投棄

診療所から病院、歯科診療所、全国の国公立病院も含まれております。また患者による不法投棄もあります。元処理業者社員が個人で処理会社を装って路上に不法投棄し、逮捕された例など多様です。一方、投棄者不明の不法投棄は、43％と半数近いです。投棄場所も、山林、河川敷、海岸、道路脇・路上、小学校周辺の宅地造成地などと多様です。小学校の危険物の置き場に注射針が50本捨てられており、小学生2人が誤って針刺しを起こしました。投棄されたものとしては、注射針など医療用のものが多いことは否めません。その他、内外からの漂着廃棄物も数多くあります。

2. 医療廃棄物と感染性廃棄物

　皆さんは、「医療廃棄物とは？」と聞かれた時には、何を連想されるでしょうか？　なかなか明確に答えにくい質問です。予想される答えとしては、「医療機関から排出される廃棄物」というのが最も多いでしょう。少しでも廃棄物について触れた方ならば、「感染性廃棄物」と回答される方もいらっしゃるかと思います。

　さらに「医療廃棄物」と「感染性廃棄物」の違いは、どこでしょうか？　なかなか即答はしにくく、正確にいえる方は少ないと思います。この違いが明確に理解できるようになることは、感染性廃棄物の理解の鍵とも言える重要な要素です。

（1）医療廃棄物とは

　医療廃棄物は、主として医療機関などから出てくる廃棄物です。これらには感染性もあれば、血圧計のように感染とは関係ないものもあります。法律用語ではありません。ざっくりと、医療に関係した廃棄物全般としておきましょう。

　一方、感染性廃棄物は、ヒトの体そのもの骨、内臓など、あるいは、体液、その代表が血液とすれば、「血液等及びこれが付着したもの」が該当します。

　血液には、ウイルスや細菌など病原体が含まれているからというのが、医療廃棄物との大きな違いです。例えば、水銀血圧計は、身体に関係ないし、血液付着も関係ない、明らかに医療機器であり、医療廃棄物です。この２つの違いは重要です。血液からは感染の可能性がありますが、血圧計からは感染の可能性はありません。

　感染性廃棄物の第１歩であり、医療関係者の方には、絶対に知っておいていただかなければならないポイントです。水銀血圧計には、どこにも生体という要素はありません。

　１つの例として、喉が痛くて診療所に行ったとします。舌圧子で喉を診察、血圧を測定し、血液検査をして、治療で、上咽頭を曲がった綿棒、咽頭捲綿子（いんとうけんめんし）で、ルゴール液を塗布し、いわゆるＢスポット治療をしたと仮にします。この時に感染性廃棄物といえるのは、舌圧子、咽頭捲綿子、採血の際の注射器、及び注射後に抑えたカット綿などが挙げられます。そして、ルゴー

ル液、水銀血圧計の２つは、感染性廃棄物にはなりません。この違いがおわかり頂ければ十分です。そしてルゴール液は、引火性（引火点は不明）で産業廃棄物よりもグレードが高く、特別管理産業廃棄物としての廃棄となります。感染性廃棄物も、この１項目です。

　水銀血圧計も、この特別管理産業廃棄物の中でも、現在、医療機関から特別に回収していた水銀を用いており、水銀の処分可能な処理業者に引き取りを依頼しなければなりません。

　本書では、この引火性の高い物質や、水銀など毒性の高い物質など、危険度の高い特別管理産業廃棄物は、それぞれの物質毎に個別に、そのパッケージのままで、ということは、瓶に入っていれば、瓶のまま、ポリ容器であるならポリのまま、名称が明確にわかるようにしたままで、トレイや段ボールなどにまとめて、特別管理産業廃棄物として排出するのが正解です（第Ⅱ章２．（３）２）、P.110やってはいけない排出事例で図示します）。

　そして現在、一番困って危険なことは、特別管理産業廃棄物の瓶やポリ容器が、感染性廃棄物のプラ容器に一緒に入れられて、蓋で密閉して廃棄されていることです。処理業者には開けることができず、ゴロゴロした状態で、もし焼却炉に入れてしまうと、爆発などを起こします。また、保管中に引火して火災などを起こす可能性もあります。

　「感染性廃棄物のプラ容器に、スプレー容器やプラボトルに入ったアルコール、試薬類などを決して入れないこと」、これを守ってください。容器に入った薬品類は、生体ではないです。感染性廃棄物への混入は、絶対にやめてください。

　このように、感染性廃棄物は身体そのもの、あるいはその一部が付着しているもの、その代表が血液などです。ちなみに、水銀血圧計が誤って市町村の回収する生活ゴミ、いわゆる一般廃棄物の中に入ってしまうと、どのようなこ

とが起こるでしょうか。これが４台あると、市町村の焼却炉は停止してしまいます。水銀血圧計１台で水銀は 47.6 g -Hg、水銀体温計では 1.2 g -Hg です。市町村の焼却炉は水銀が拡散することを恐れ、フィルターの限界で検知により、水銀が 200 g -Hg で停止します。その回復には、３カ月以上、費用は約３億円以上掛かり、税金で負担することになります。日常生活で、水銀乾電池や、水銀体温計、蛍光灯等々水銀製品を、少しぐらいといって、生活ゴミに捨てるのは、直ちに止めてください。健康被害も、費用も、結局は住民に降りかかってきます。

　基本的なものであり、後々の説明にも必要なので、図表を示します（図表 I -1）。

　現在の廃棄物処理法は、1970（昭和 45）年に、それまであった法律を大幅に改正しました。発展する工業化社会を見据えての改正となりました。冒頭の（定義）第２条２項で、「この法律において『一般廃棄物』とは、産業廃棄物以外の廃棄物をいう」としています。従来までは廃棄物の法律では、一般の生活中心のごみが対象でしたが、この新たに改正された法律では、台頭する工業化社会から出てくる「産業廃棄物」を中心に見据えております。

　廃棄物のことを知っていくと、法律で決まったことが、実態ではそうではない、どうなっているのか、的確に説明できる人は少ないと思います。

　「なぜこんなにわかりにくくするのか」。私が廃棄物の初心者の時の第一印象でした。それに輪をかけてわかりにくかったのが、環境省「廃棄物処理法に基づく感染性廃棄物処理マニュアル」です。

(2) 感染性廃棄物とは

　医療廃棄物は、法律の中には出てこない単語です。実は、感染性廃棄物という言葉そのもの

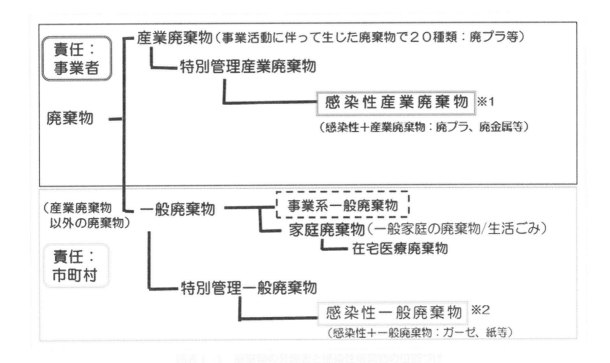

も、法律の中の条文には出てきません。

　私の個人的な意見ですが、法律は国レベルで作りますが、運営は各都道府県単位です。それに政令市も存在します。法律通りに、必ずしも各都道府県、政令市が動けるとは限りません。この他の事情もあって、言っていることとやっていることに矛盾した点が出てきます。その最たるものが、感染性廃棄物です。

　この 図表Ⅰ-1 は重要です。先に、法第2条2項で、「産業廃棄物以外を一般廃棄物とする」と定義が出てきました。これを表したものです。

　そしてその次は、新たに感染性廃棄物を新設するために、産業廃棄物の下には、特別管理産業廃棄物を、一般廃棄物の下には、特別管理一般廃棄物を作りました。

　ここまでは良かったのですが、特別管理産業廃棄物、特別管理一般廃棄物のさらにそれぞれの中に、感染性産業廃棄物と感染性一般廃棄物を作りました。この違いは何か？

　この辺りから、この矛盾した現状を即答できる方はさらに少なくなります。

　お役所的には産業廃棄物（金属、プラ、ガラスなど）に感染性が、例えば血液が付着したものが、感染性産業廃棄物であって、一般廃棄物（木、紙、布など）に血液が付着したものが、感染性一般廃棄物と解釈して、無理やり帳尻合わせのように作られています。紙おむつは、感染性一般廃棄物です。実際に市町村が回収する地域もあります。プラのチューブ類に血液が付着すれば、感染性産業廃棄物です。

　法としては、産業廃棄物の側に※1として、感染性産業廃棄物を用意し、一般廃棄物の側に、感染性一般廃棄物※2を用意したのですが、当然、処理業者の業の許可もこの2つは分けなくてはなりません。実際には、一般廃棄物の許可は、市町村の必要に応じているために、なかなか取れません。したがって、特別管理産業廃棄物の許可を持っていれば、許可証の事業の範囲の「特別管理産業廃棄物の種類」に「感染性廃棄物」と記載すれば、「感染性産業廃棄物」※

15

1と「感染性一般廃棄物」※2の両方の処理が可能です。実際にも、「感染性産業廃棄物」と「感染性一般廃棄物」を分けて排出している医療機関は、ほとんどありません。

このように、法律を上回り、円滑な運営のために、実務は法律とは多少でも異なって運用されております。この実際を知るのには、私も随分と時間がかかりました。

産業廃棄物は、各都道府県、及び政令市でいくつかの事項で、解釈が異なっております。例えば、積替え保管などは、東京都では許されていますが、大阪ではできません。

保冷車使用なども、これは法律にはありません。おそらく都道府県レベルの条例での規定で運用されていると思われます。例として、関東近県で、東京都、神奈川県、群馬県、茨城県、大阪では、大阪府、京都府等々です。

感染性廃棄物についてのルールについて、もう少し、実際的な重要事項について説明します。

1）感染性一般廃棄物の処理責任者

図表Ⅰ-1 の廃棄物の分類表で、重要な点が2点残っております。

特別管理産業廃棄物の下に、感染性産業廃棄物を作りました。この処理責任者は、産業廃棄物は事業者により行う事業活動によって発生しますので、処理責任は、当然、事業活動を行う事業者にあります。医療で言えば排出事業者は、医療関係機関等になります。委託処理に頼っても良いので、事業活動で得た利益で依頼することになります。

ただし、処理そのものは委託をしても、その処理の責任は、排出した事業者である医療機関にあります。これが**排出事業者責任**といい、医療機関から排出されて、最終処分が終わるまでの**すべての責任が医療機関にあります**。これにより委託処理が成り立っております。あくまで処理業者は運搬をする、中間処理により、廃棄

物を焼却するなどの委託処理を行います。廃棄物処理法に合法した処理であるか、処理の進捗なども処理業者任せということでは困ります。すべて排出事業者が、委託基準、マニフェストなどの方法によって、その内容と進捗状況を掌握していなければなりません。これを「排出事業者責任」と呼んで、委託処理が成立する上での前提条件です。

感染性一般廃棄物は、当然、一般ですので、家庭から出ると思います。そして、市町村に処理責任があると思われがちです。しかし内容はイマイチ、明確にわかりません。感染性産業廃棄物も感染性一般廃棄物も、<u>医療関係機関等から排出されたものと、施行令の別表で定義されており、これが優先されております</u>。医療機関から出る紙おむつなどは、一部の市町村では引き受けているなど、わかりにくい面も残っております。<u>感染性廃棄物は、医療関係機関等から排出されたものという、廃棄物処理法施行令（法律の次に位置する）の別表の規定に従います</u>。<u>感染性一般廃棄物</u>※2は、図表Ⅰ-1 で、一般廃棄物側に載せましたが、<u>一般廃棄物側には存在しません。ということは、「家庭からは、感染性廃棄物は出ない」ということで、在宅医療から出る廃棄物は、一般廃棄物です</u>。ほとんどの都道府県でも、例えガーゼ（一般廃棄物）に血液が付着したもの、すなわち、「感染性一般廃棄物」であっても、医療機関からは、決して受け入れはしていません。

この少しわかりにくい点は、専門家の方でも、種々意見は分かれておりますが、本書では、廃棄物処理法施行令の別表に忠実に従って解釈しております。以下に別表を挙げて、詳細に触れます。以降もこの事実は記憶してください。

(3) 感染性廃棄物の条文

　私が初めて感染性廃棄物を学んだ時は、感染性廃棄物の条文は、廃棄物処理法の法律を限なくみても「感染性廃棄物」という語を見出せませんでした。廃棄物処理法の法律の次には、施行令（政令ともいう）、施行規則（省令、廃棄物ですと、環境省令となる）と、3つのレベルで規定していきます。条文などはなく、別表と書いてあります。条項の終わりから、延々と付表が並び、その後に別表が出てきます。感染性廃棄物は、条文では規定されてはいないのです。簡単な下記の別表でした。

1）特別管理産業廃棄物の別表

　四　感染性産業廃棄物（別表第一の四の項の下欄に掲げる廃棄物）（法第二条第四項第二号に掲げる廃棄物であるものに限る）及び別表第二の下欄に掲げる廃棄物（国内において生じたものにあって第二条の四）、その中の四に感染性廃棄物は出てきます。

　それは、別表の場所を示してあるだけです。

感染性廃棄物（同表の上欄に掲げる施設において生じたものに限る）をいう。以下同じ。）探せないのは当たり前です。何と施行令の条項のすべての終わりに、附則が延々とあって、その終わりに別表が出てきます。「感染性廃棄物」とは、書いてありませんので見落とします。

　別表第一（第一条・第二条の四関係）とそこに本来は縦書きで、記載されているのでしょう。一、二、三はダイオキシンなどで関係なく、感染性廃棄物は、四です（図表Ⅰ-2）。

　感染性廃棄物は、以下の施設から出たものに限定されます。医療機関ではなく、「医療関係機関等」という廃棄物処理法での規定の名称で以下の通りで、最初に出てきます（本書では、通常のところでは、「医療機関」も同義で使っております）。

イ　病院
ロ　診療所
ハ　臨床検査技師等に関する法律に規定する衛生検査所
ニ　介護保険法に規定する介護老人保健施設
ホ　介護保険法に規定する介護医療院
ヘ　イからホまでに掲げるもののほか、人が感

★ 廃棄物処理法による『医療関係機関等』と『感染性廃棄物の定義』
廃棄物処理法 施行令（政令）別表第一（第一条、第二条の四関係）

四	〔医療関係機関等の定義〕	〔感染性廃棄物 定義〕
	イ　病院 ロ　診療所 ハ　衛生検査所 ニ　介護老人保健施設 ホ　介護医療院 ヘ　助産所、動物の診療施設 及び 試験研究機関 （医学、歯学、薬学、獣医学に限る） 上記が、廃棄物処理法でいう「医療関係機関等」です。	感染性廃棄物 （感染性病原体が含まれ、若しくは付着している廃棄物、又はこれらのおそれのある廃棄物をいう。） 注：◎ 左記 医療関係機関等から排出されるもののみが「感染性廃棄物」です。家庭から排出される 在宅医療廃棄物は、感染性廃棄物ではありません。

図表Ⅰ-2　廃棄物処理法による「医療関係機関等」と「感染性廃棄物の定義」

染し、又は感染するおそれのある病原体（「感染性病原体」）を取り扱う施設であって、環境省令で定めるもの※

※動物の診療施設及び試験研究機関（医学、歯学、薬学、獣医学に係るものに限る）

ここまでは、法律絡みの部分もあるので、少しその部分も残しましたが、極力意味合いがわかる範囲に留めます。

わが国の感染性廃棄物の定義は、発生場所と感染そのものと2つで決められています。

なぜ法律文が困るかの例として、発生場所と感染性廃棄物の定義を例に原文を挙げておきます。

2）感染性廃棄物の定義

発生場所（発生場所の限定；上記イ〜ホ、及びへから排出されるものを感染性廃棄物）

四　感染性産業廃棄物（別表第一の四の項の下欄に掲げる廃棄物（法第2条第4項第2号に掲げる廃棄物であるものに限る。）及び別表第二の下欄に掲げる廃棄物（国内において生じたものにあっては、同表の上欄に掲げる施設（上記を指します）において生じたものに限る。）をいう。そして、感染性廃棄物の定義は、

「感染性廃棄物」「感染性病原体が含まれ、若しくは付着している廃棄物又はこれらのおそれのある廃棄物をいう。」となっております。

この定義をみて、考え込んでしまいます。医師、看護師等は、廃棄物を分別しようと思うと、とてもできません。後述の米国のものと比べて、具体性がないので「おそれ」が理解できず、おそれの定義が全くありません。

これは、環境省の「廃棄物処理法に基づく感染性廃棄物処理マニュアル」をみても、同様です（例えば、「血液等が付着した鋭利なもの」、血液が付着していなければ感染性ではないのか？　血液といえば、赤色で、リンパ液等無色透明であっても体液で、感染性です）。

やむなく、米国のCDCによる標準予防策の感染の定義を参考に見てみます。

当初より、実際には日本においても、これが並行して用いられていたようです。

3）米国CDCの感染性廃棄物の定義

標準予防策（スタンダード・プリコーション；standard precautions）

米国CDC（Centers for Disease Control and Prevention：米国疾病管理予防センター）は、医療関係者などを想定した感染対策として発表した標準予防策です。

米国の感染性廃棄物の定義は、医療従事者を対象とし、患者の血液や体液を介した感染を防ぐため、すべての患者に対して、「おそれ」ではなく、「感染症の有無にかかわらず、血液や体液は感染性があるものとして扱う」という概念、およびそれらの防御策を普及するというものです。血液など体液のすべてとその飛沫、嘔吐物、粘膜、臓器、器官等々となります。

この歴史は古く、その原型は主に医療従事者を対象に、血液由来の病原体（HIVウイルスなど）から守るための予防策でした。AIDSヒト免疫不全ウイルス（HIV）は、元々はアフリカですが、1983年頃から、米国などを中心に感染の流行が拡大しました。感染しても8週間ぐらいは、血液検査で判明しません。したがって、感染の有無は判明しないけれど、血液はすべて感染する可能性があり、感染しているものと考え、感染を未然に防ぐという考え方です。これは、普遍的感染予防策；ユニバーサルプリコーション（universal precaution）として1985年には確立されて発表されています。

米国で、AIDS に対する医療従事者の感染予防方策として、生まれました。

そしてこれをさらに発展的に**個人用防護具**（PPE：personal protective equipment）などで、感染を防ぐというものも加え、マスクから始まり各種防護具があります。標準予防策（スタンダード・プリコーション；standard precautions）と呼ばれるもので、現在は、日本でも広く浸透し、徹底しております。あらゆる疾患に対して適用され、1996 年に発表したものです。ちなみに廃棄物についての記述も見つけ、後に触れております。

わが国もほぼ似ているように思えますが、根本的な考え方の違いか、おそれがあるならどうするかという次の行動が明確ではありません。標準予防策では、おそれがあるから健康人も含めて「血液など」は、<u>すべて感染しているとみなし、感染を未然に防ごうとする理にかなった</u>考え方です。すなわち、血液の付着などは、感染源として、すべて感染性廃棄物とみなし、容器などに入れ、遮断するという考え方です。

わが国は、感染しているかわからないという「感染のおそれがある」です。この違いが、血液等に代表されるすべての体液は、感染源と割り切り、付着が考えられるものは、すべて感染性廃棄物とする米国の考え方とは、根本的に異なり、わが国の予防面で大きな遅れとなっています。なお、<u>標準予防策では、血液等は、湿性生体物質</u>とも呼んでいます。

(4) 新たな感染（コロナ）に対応できる廃棄物処理

感染性廃棄物については、医療関係機関等から発生したもののみということは、明確になりました。そして「おそれ」の部分は、まだ感染そのものの解説で欠けている部分があり、その説明の後に感染性廃棄物の定義を説明します。

現在の感染性廃棄物の定義は、新型コロナウイルス感染症の大流行が始まってからは、感染性廃棄物の内容に大きな変化が出てきました。

インフルエンザと新型コロナウイルス感染症（以下、コロナ）の感染の違いは、なんでしょうか？

現在の感染性廃棄物も飛沫感染であるインフルエンザまではどうにかカバーできました。ところが従来の感染症は、結核、麻疹（はしか）、水痘（水ぼうそう、水疱瘡）の空気感染は含まれておりましたが、コロナほどの流行にはなりませんでした。

現在の感染性廃棄物の定義は、日本も、米国も血液等です。米国のエイズが始まりですから無理もありません。体液を代表する血液のように付着が見えなくても想像がつきます。ところが、コロナになると、エアロゾル感染では、見ることもできなければ、プラ容器に納めるのも難しいです。

感染性廃棄物についても、感染経路は重要な要素です。主な感染経路としては、接触感染、飛沫感染、空気感染が 3 大感染経路と言えます。この他となると、食べ物からの経口感染、動物由来感染症、ダニ他媒介感染症と枚挙にいとまがないほどです。

ここで考えなければならないのは、空気感染です。現在のエイズを対象とした感染防止は、注射針も血液ですし、扱いやすかったといえます。<u>コロナ、結核、麻疹、水痘にしても感染力は強力です。これらの廃棄物をどのようにして容器に入れ、そこから拡散させない方策を考えておかないと、今後のパンデミックには、対処できません。</u>

記憶から遠くなってしまいましたが、ダイヤモンド・プリンセス号で廃棄物を感染性廃棄物として扱っていたら、またトイレの扱いを注意できていたら、あれほどまでに感染を拡大させないで済んだかもしれません。いずれにしても

後の祭りです。これは空気感染を想定できなかったからです。

　現在の容器は、通常は診療室等で蓋を開けたまま置いておき、廃棄物を入れます。コロナ系の廃棄物は、すべて布等に付着していて、プラ容器に入っていても、放置すれば空気中にウイルスは浮遊します。足踏み式の蓋などで開けたりすれば、さらに拡散してしまいます。一定時間で、アルコールを噴霧し、蓋は静かに閉めて置く、あるいはポリ袋などに一旦入れて密封するなど、それぞれの医療施設にあった対応が必要です。本来であれば、二重エアロックのように、容器に入れるのに蓋があり、開けてそこに入れて、アルコールを噴霧し、そして最初の蓋を閉めると、下の底が開き、容器内に格納される、というように面倒ですが、格納した廃棄物からウイルスが出て来ない仕組みが望ましいでしょう。

　それらがない場合には、ポリ袋に一定量ずつ収めて、アルコール噴霧をして縛るなどしておく、これらを集めて処理業者に託すなど、ノロウイルス対策も同様ですが、現在のように、廃棄物を単純に容器に廃棄すれば良いというわけにはいかないと思います。密閉して開けないのであれば、水の噴霧でも効果はあるでしょう。

　このように面倒で大変ですが、もし医療関係者の方々が、コロナが現在の感染力を維持すると仮定するならば、かなり慎重な対応が必要と考えます。

1）各種感染経路別の特徴と対策

①インフルエンザは飛沫感染

　飛沫感染は、咳や大声を上げると、ウイルスを含む飛沫が空気中に拡散されます。水分を含む量が多いので、2m以内で下に落ちます。これが近くにいた人の口、鼻、目などの露出した粘膜に付着すると、感染の可能性が高くなります。通常2m以内の距離で感染します。

②新型コロナウイルス感染症はエアロゾル感染

　エアロゾル感染は、飛沫よりも細かい5μm（マイクロミリメートル：0.005ミリ）未満の粒子が、水分を含む量が少なく軽いのでしばらくの間、空気中を漂い、その粒子を吸い込んで感染します。2m以上離れた距離にまで感染が広がる可能性があります。これがライブハウス、スポーツクラブ、屋形船などで、多くの感染者が出た原因です。インフルエンザは、このような感染の仕方はしません。

　コロナでは、2mのソーシャルディスタンス（現在は、フィジカルディスタンスという）を取る大きな原因です。マスクばかりでなく、換気が重要になってきます。

③ノロウイルスは、塵埃感染

　ノロウイルスは小さく、エアロゾル感染と同様の感染をします。ノロウイルスは、経口感染ばかりでなく、嘔吐物はエアロゾル感染で、8mぐらいまで感染圏内です。嘔吐者がいたら、感染力は強く、要注意です。嘔吐物の処理、汚染物の扱いは、感染性廃棄物の中でも難しいので、注意事項を確認してください。アルコールは、ノロウイルスには効果はありません。

　食品にも掛けられる次亜塩素酸ナトリウム（商品名：ウイルバス）が、ノロウイルスにも、コロナにも有効です。コロナウイルスも意識した滅菌には、上手に利用してください。

④空気感染

　飛沫の水分がなくなり、飛沫核だけになり、2mを超えて空気中を浮遊し、なかなか下に落ちずに、かなり長い時間漂い、それを吸い込んで感染します。ただし、空気感染する病原体は、結核菌、麻疹（はしか）、水痘に限られます。感染力が強いので、要注意です。

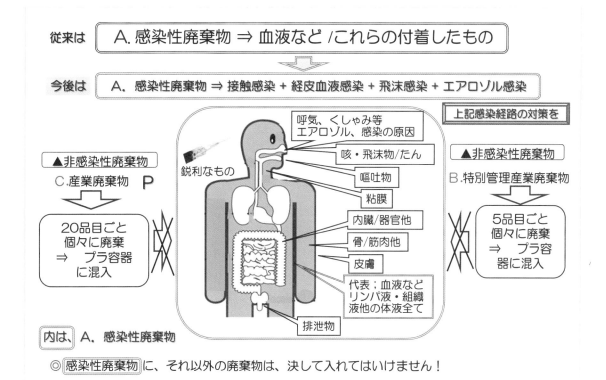

従来は　A. 感染性廃棄物 ⇒ 血液など / これらの付着したもの

今後は　A. 感染性廃棄物 ⇒ 接触感染 + 経皮血液感染 + 飛沫感染 + エアロゾル感染

上記感染経路の対策を

呼気、くしゃみ等エアロゾル、感染の原因
咳・飛沫物/たん
嘔吐物
粘膜
内臓/器官他
骨/筋肉他
皮膚
代表；血液などリンパ液・組織液他の体液全て
排泄物

鋭利なもの

▲非感染性廃棄物
C. 産業廃棄物　P
20品目ごと個々に廃棄 ⇒ プラ容器に混入

▲非感染性廃棄物
B. 特別管理産業廃棄物
5品目ごと個々に廃棄 ⇒ プラ容器に混入

内は、A. 感染性廃棄物

◎ 感染性廃棄物 に、それ以外の廃棄物は、決して入れてはいけません！

2）感染性廃棄物の定義（原田試案）

　わが国の感染性廃棄物の定義をみると、実践では使えそうにありません。かといって、空気感染のように空気中を浮遊しているウイルスまでも対象とされても、どのように扱うか、難しいです。

　私が、考えたものは標準予防策と同様ですが、血液にはこだわりません。わからなくなったら人体そのものを思い浮かべ、これらすべてが感染性廃棄物であると考えます。当然、体液や血液も含まれます。そして、新たに意識しなければならないのは、感染経路でいわれていたインフルエンザの飛沫感染、それに今回からは意識してコロナのエアロゾル感染といわれるものが加わります。両者のウイルスは100nm（ナノメートル）ですが、ノロウイルスは約30nmと、さらに小さいです。嘔吐と同時に、ノロウイルスは8mぐらい先まで、空気中に舞っています。

これらを感染性廃棄物に含めて考えなければなりません。

　コロナの新たな対応は、回答があるわけではありませんが、些細なことで感染は防御できる面もあります。戦いは続きますが、どうか知恵と工夫で乗り切りましょう。

　ちなみに新型コロナウイルスの大きさは、直径100ナノメートルです。これは身長15kmの巨人の足元に直径1mmのごま粒を置いた大きさです。

　感染性廃棄物の分別はとても簡単です。原則、ヒトの身体そのものです。もし忘れたら、この図表Ⅰ-3を思い出してください。身体全体、一部でもすべて感染性廃棄物です。すなわち、身体の中の臓器、器官の類、骨格等、そして血液、体液など、呼気、咳、たん、嘔吐物などヒトの身体およびヒトから出てくるものすべてで

す。血液が全体の代表になっております。これは従来の標準予防策と同じ考え方です。

　他にも、リンパ液、組織液、その他の体液全般、そして、糞便、飛沫物なども含まれます。ところが、今までは表に出てこなかった呼吸そのもので、呼気はコロナに感染していればエアロゾル感染で、新型コロナウイルス等を含んでおります。おとなしくプラ容器には収まってくれない、新たな感染性廃棄物です。

　廃棄物の法的分類では、感染性廃棄物に、他の分類、例えば、特別管理産業廃棄物、産業廃棄物などは、決して、一緒に廃棄することはできません。

　これらは後で解説しますが、3つの廃棄物の種類は、分離・独立している各々大きなグループと考えてください。このグループは、お互いに、行き来はできません。

　それぞれ、完全に分離・独立しています。A．感染性廃棄物のグループに、他のB．特別管理産業廃棄物のグループの物質は、どれでも中に入れることはできません。個々の物質ごとに廃棄・処理します。C．産業廃棄物のグループも同じです。例えば、このグループは分離され、独立しております。これを無視して、A．感染性廃棄物のプラ容器に、Bなり、Cを一緒に入れて排出し、処理することは、火災・爆発など危険が伴い、できません。

　したがって、A．感染性廃棄物のみは、感染性廃棄物であるものに限って、分別・分類無しで、同じプラ容器入れることができます。

■分別とは
　分別という言葉は、A．感染性廃棄物などの中の種類を、針で鋭利だからプラ容器に入れる、あるいは、液状物だからプラ容器に入れる、固形物であるから段ボールに入れるなど、細かな目的で分ける際に用いられております。他でも出てきますが、分別については、正確に理解し

てください。感染性廃棄物をすべて同じプラ容器に入れることは可能です。分別の必要はありません。もしプラ容器は高いから、安価な段ボールも使いたいという場合には、鋭利なものと液状物は、段ボールでは、針刺しや液漏れが起きるので、プラ容器に入れる必要があります。その他の鋭利でない固形物は、段ボールに収納可能です。

　難しく考える方がいますが、この際の分別は、容器の仕様がプラ容器か、段ボールか、異なるだけで、焼却という中間処理の方法も同じです。この分離・独立のグループは、中も同じ感染性廃棄物のみであり、中間処理の方法は、「焼却」で同じなので、危険はありません。

　廃棄物の扱いの上で難しいのは、中間処理の方法が異なるものは決して一緒にできないということです。そもそも分別とは、中間処理の方法が何かで、そのために危険のないように分けることです。図で見れば、分離・独立のグループは、A．感染性廃棄物の両側にあり、図表1-3の左側に、C．産業廃棄物のグループが1つあり、中は、20種類の異なる分類の品目です。さらに危険度が高いのは、右側のB．特別管理産業廃棄物です。中は、5つの品目で、例えば、①引火点70℃未満の特管廃油：揮発油類、灯油類、軽油類など、②強酸（pHが2.0以下の廃酸）、強アルカリ（pHが12.5以上の廃アルカリ）、③感染性廃棄物、④特定有害産業廃棄物（PCB廃棄物、廃水銀、廃石綿）、⑤輸入された特別管理産業廃棄物があります。③感染性廃棄物のみは、中は何でも分ける必要がありません。しかし、その他の①、②、④、⑤などは、中も、複数の異なった物質です。ですからこれらと、③は、一緒にすることは危険で、決してできません。

　感染性廃棄物のように、滅菌が必要なものは焼却が適しています。それにもかかわらず、実際にプラ容器内に、手指消毒のアルコール容器

や瓶が混入していることが多いと、これらは引火性の高い特管廃油で、爆発し、危険で、処理業者の方々からお叱りを受けています。

図表Ⅰ-3の図中の二重線は、決して他の物をこの中に入れてはいけないという意味です。これだけは必ず守ってください。焼却炉に入れると爆発も起こります。怖いのはそれ以前に、保管倉庫内で引火点の低いものは静電気でも火災を起こす事故が、すでに感染性廃棄物処理業者で起きております。排出したのは、医療機関です。当然厳しい取り調べが行われます。

これらの事故による損害賠償などは見当がつきません。A．感染性廃棄物で、瓶や、容器に入っているもの、薬品類、液体の物質などはないはずです。十分に注意してください。

実際の排出として、二重枠線内のA．感染性廃棄物に、他のB．特別管理産業廃棄物やC．産業廃棄物を混入することが危険です。ここでは、このことを十分理解してください。

第Ⅱ章(3)では、これらの図や写真を挙げて、これらの回避するための方法について、触れます。

■ワンポイントアドバイス：ペースメーカーの廃棄の仕方

処理業者の方から種々の注文が来ます。その1つが、ペースメーカーの廃棄です。「プラ容器に入れて出すのは困ります」と言われます。

ペースメーカーは、感染性廃棄物か、単なる医療廃棄物として扱って良いかという問題です。体内にあったものを取り出して廃棄するということになると、体内にあったので感染性廃棄物になります。ところが、ペースメーカーの中には、リチウム電池が入っており、分別でも問題になります。ペースメーカーが1個、2個と少数であれば良い

のですが、何個かまとめて入れられると、リチウム電池が爆発し、重なると炉の破損にまで至ります。処理業者の希望は、容器にその旨を印などして欲しいということと、電池を取り出せるのなら、一度ペースメーカーを次亜塩素酸ナトリウムかアルコールなどで滅菌し、電池を取り出して、焼却などの方法を取って欲しいということです。

医療機関からのペースメーカーの廃棄については、電池の取り出しは感染の危険が残るために、ペースメーカーが容器に入っている旨の表示と、少量での排出を医療機関に依頼して焼却で行うというのが、現状ではベターな処理方法と言えます。

■コラム
医療に関する個人情報の取り扱い
──医療廃棄物と感染性廃棄物の境界領域

　廃棄物に関しては、液体、固体としての物体が対象です。したがって廃棄物処理法においては、医療における個人情報に関する規定はありません。

　企業における人事情報や、製品に関する情報・ノウハウなりは、各企業で独自のセキュリティ対策をしていると推測されます。

　社会全体がIT化（Information Technology；インフォメーション・テクノロジーの略、**日本語では「情報技術」と訳す）が進んでいます。ITとは、コンピュータやインターネットなどを使った技術のことで、今では私たちの生活に欠かせない技術・産業です。そして今後は、ITからDX（デジタル・トランスフォーメーション；Digital Transformation の略称）へと進化します。デジ**タル・トランスフォーメーションを日本語に訳せば、「デジタルによる変革」、「デジタルによる改革」という意味になり、今やDXは、組織改革に欠かせないものとなっています。

　※ DXと略す訳は、接頭語のTrans-にはacrossと同じような意味があり、acrossには十字に交差するというニュアンスがあります。このような理由で、Trans-はしばしば「X」と省略されます。

　医療においては、まだまだ紙のカルテが残っており、カルテの廃棄について触れます。

　カルテは物としてみた場合は、少なくとも感染性廃棄物ではありません。しかし、医療からの廃棄物に違いはありません。実際には、個人の健康、疾患の情報が蓄積された重要なものです。

　個人情報の取扱いは、本書としては各医療機関の方式に委ねざるを得ませんが、こと廃棄物処理法に関しては、従来までも専ら物（もっぱらぶつ）として、排出されているケースが多かったのです。いわゆる紙くずやさんが言う「専ら物」、「専ら再生利用の目的となる」廃棄物のことです。古紙、くず鉄（古銅を含む）、あきびん類、古繊維の4品

目のみを扱う業者で、一般廃棄物及び産業廃棄物処理業の許可は不要です（法律根拠：廃棄物処理法第7条第1項但書、同条第6項但書、第14条第1項但書、第6項但書）。

　専ら物の収集運搬としてカルテについても扱えます。しかし、「機密は守ります。焼却しますので」と言われて、依頼し、回収されますが、その後はトレースのしようはありません。再生利用が目的ですから、本来的には焼却処分ではないはずです。何にどのように再生されるのか、承知していないとその先はわかりません。

　いくらかで売れたから、無料だったから、証明書も出したので、と安易に考えないでください。カルテ等は、患者個人の情報であり、機密文書として、焼却、溶融処理か、廃棄物処理業者経由で行うのが通常となってきております。処理としては、焼却証明付きでの焼却処理、あるいは、リサイクルとして、紙パルプへの溶融などを製紙会社に委託するなど、機密文書として証明書付きで扱っているところに、良く確かめて処分されることをお勧めします。

　今後のDX、ITの浸透が人々の生活をあらゆる面でより良い方向に変化させることや、**ICT（Information and Communication Technology：情報通信技術）、IOT（Internet of Things：モノのインターネットと情報手段の活用）**が医療分野でも活発になってきています。

　情報のセキュリティも、ますます厳しいものとなってきています。しかし、医療では、基本的には患者個人の情報がカルテに集約されており、これに診療と検査等による新たな情報が次々と追加されていきます。また最近では、単なる血液検査等に加え、各種映像媒体等に入った画像情報も加わっています。カルテの管理と、この毎回追加されていく情報の管理、そしてこの情報の利用権限など、これに遺伝子情報までが加わっています。

　平素からの情報管理に加え、廃棄物としての取り扱いも、モノとして廃棄物の領域を超えています。現段階では、情報源としてのカルテをはじめ、医療に関する各種情報についての廃棄は、医療機関に合わせて、十分な個人情報保護のもとに行ってください。

第Ⅱ章
医療廃棄物の処理

1. 廃棄物処理法と排出事業者責任

　「廃棄物処理法」は略称です。処理業者の方には、「廃掃法（はいそうほう）」と略す人もいます。正しくは、「廃棄物の処理及び清掃に関する法律」（法律137号）です。1954（昭和29）年に制定された清掃法を抜本的に改正し、1970（昭和45）年12月に公布されました。廃棄物処理法に触れる機会は少ないと思いますので、法の冒頭の部分からみてみます。

> 第1章　総則
> （目的）
> 第1条　この法律は、廃棄物の排出を抑制し、及び廃棄物の適正な分別、保管、収集、運搬、再生、処分等の処理をし、並びに生活環境を清潔にすることにより、生活環境の保全及び公衆衛生の向上を図ることを目的とする。

　この続きとしては、第2条で、定義があります。

> （定義）
> 第2条　この法律において「廃棄物」とは、ごみ、粗大ごみ、燃え殻、汚泥、ふん尿、廃油、廃酸、廃アルカリ、動物の死体その他の汚物又は不要物であって、固形状又は液状のもの（放射性物質及びこれによって汚染された物を除く。）をいう。
> 2　この法律において『一般廃棄物』とは、産業廃棄物以外の廃棄物をいう。
> （事業者の責務）
> 第3条　事業者は、その事業活動に伴って生じた廃棄物を自らの責任において適正に処理しなければならない。

　上記、第2条2項では、今後の工業化社会の発展を見据えて、新たに「産業廃棄物」を中心と規定しました。これにより、廃棄物は、「産業廃棄物」と従来までの生活ごみを中心とした「一般廃棄物」に二分されました（法律文では、通常、第2条1は、1を略します。次の2は、第2条2と表記しますので、ご注意ください）。

　そして主となる「産業廃棄物」は、事業活動により生ずる廃棄物であり、そのうち法律で定めた6種類（燃え殻、汚泥、廃油、廃酸、廃ア

ルカリ、廃プラスチック類）と、施行令（政令）で定めた14種類の計20種類が中心です。

これらは第3条「事業者の責務」として、「事業者は、その事業活動に伴って生じた廃棄物を自らの責任において適正に処理しなければならない。」と事業を営む事業者が、自ら処理をするという基本的な考え方です。

■参考：法令の種類

法令の最上位には、憲法があり、その次が法律で、続いて以下のようになります（法律＞政令・施行令＞省令・施行規則。廃棄物は、環境省令）。

上記のように、法令は、3つの段階で規定されております。廃棄物処理法は、法律です。

法律＝国会＞政令＝内閣（または、施行令（しこうれい）＞省令、（または、施行規則（しこうきそく）、廃棄物は、過去では、厚生省、2001（平成13）年より、環境省管轄となり、環境省令となりました。

実は、あまり知られておりませんが、排出事業者責任は、国民にも課せられているのです。

事業者の責務の1つ前に、第2条の4「国民の責務」として、「国民は、廃棄物の排出を抑制し、再生品の使用等により廃棄物の再生利用を図り、廃棄物を分別して排出し、その生じた廃棄物をなるべく自ら処分すること等により、廃棄物の減量その他その適正な処理に関し国及び地方公共団体の施策に協力しなければならない。」と書かれています。

初めてこの条項を見つけた時には、驚きました。何と、排出の抑制、再生品の使用等、廃棄物の再生利用を図り、分別して排出、生じた廃棄物は自ら処理、そして、廃棄物の減量、適正処理には、国等の施策には協力すると、事業者以上に、要求事項が挙げられているのです。

医療機関の方々も、法律として、国民にもこ

れだけの要求をしているのであるから、事業を営み、利益を得ているのであれば、自ら処理し、排出事業者責任を課せられていることは、致し方ないこととであるといえます。一方、生活ごみについては、法では、要求が多いですが、生活ゴミは従来通りと同様、国、実際には市町村等の自治体が主体となり、処理しています。

このように廃棄物処理法は、排出事業者責任を明らかにするためのものといえます。

(1) 委託と排出事業者責任

廃棄物処理法自体が、排出事業者責任に重きをおいています。しかし、実際には、産業廃棄物、感染性廃棄物を含む特別管理産業廃棄物の廃棄物がその対象となります。これら廃棄物の定義と分類、種類について、次の項目で解説します。ここでは、新たな廃棄物処理法の目玉は、許可を持つ処理業者への委託を可能にしたことにあります。医療関係機関等の事業者の廃棄物処理も、当然、委託が可能です。「委託」と「排出事業者責任」にあるといえます。

感染性廃棄物については、医療機関が自ら処理といっても、日進月歩、発展する医学・医療の感染性廃棄物について対応するためには、廃棄物処理も専門分化してきており、専門の処理業者に委託しても良いという考え方です。しかしその骨子は、委託処理は、あくまで診療に伴って発生させた廃棄物ですので、発生させた者、すなわち医療機関は、委託処理であっても、発生から最終処分まで、すべての責任は、排出事業者責任として医療機関にあるという考え方です。

すなわち、技術的な廃棄物処理は、処理業者に委託は可能ですが、あくまで技術的な部分の代行であり、全体的な処理そのものの責任は排出者である事業者、感染性廃棄物であれば、医療機関に責任があります。つまり、院長に責任

があるというものです。これを「排出事業者責任」と呼んでおり、廃棄物委託処理の基本とする特徴です。

　廃棄物処理法では、処理業者側には、排出事業者責任に応える技術の水準の担保として、国が業の許可を作り、許可を修得した処理業者のみが、委託を受けることができるというシステムです。詳しくは、後に法令条項とも合わせて解説します。

　廃棄物処理法が 1970 年に国会で制定された年は、国会では水俣病を始め、公害病についての審議が集中し、「公害国会」といわれておりました。そのため、「汚染者負担の原則」の考え方が適用されたのです。公害は、原因を作った者が責任を持って、原状回復なり補償をするというものです。したがって廃棄物も発生させた者が処理をするという原則になったのです。

　OECD（経済協力開発機構）でも、2 年遅れて採択されております。参考までに、PPP（Polluter-Pays Principle：汚染者負担原則）として、広く、環境問題にも適用されております。

　本章では次の 4 つ、(1) 排出事業者責任、(2) 処理業者の内容と業の許可、(3) 委託の方法（委託基準）、(4) 委託による作業の確認（マニフェスト制度）が重要な要素となります。

　医療機関から、排出事業者責任と言っても、処理業者に高い費用を払っており、委託では自分で確かめることもできない、なぜ医療機関の院長に責任があるのか？と良くお叱りを受けました。

　しかし、法の建前は、前述の法第 3 条「事業者の責務」にある通りで、自ら生じた廃棄物は、自らの責任で、率先して適正に処理するというものです。

　廃棄物処理法は、法律です。すべての事業に共通に適用されております。医療は、人の命を預かっているからと言っても、廃棄物に限らず、脱炭素社会や、感染性廃棄物と密接に関係する

環境問題に関しても、医療の責務は、重要であると言えます。

　廃棄物処理法では、廃棄物とはどのように考え、どのような種類があるかを見ます。

　まず、廃棄物の定義から見てみます。そして、その中の分類はどのようになっているか等については、別途参考として、廃棄物処理法の該当条項を挙げます。

　第Ⅰ章で紹介した産婦人科の例も、廃棄物の種類により、廃棄物処理法の委託処理も異なってくる場合があります。また、感染性廃棄物の分野は、特殊であることは間違いありません。それは、廃棄物処理の方法が、滅菌という面でも焼却が適していることにあります。一方、医療では、検査試薬他、焼却するものに混在すると大変危険な試薬、有機溶剤等があります。基礎的知識として、細かな分別ではなく、大きな廃棄物の分類として、正しく理解して、身に付けておくことは必携です。

　この中では、特に特別管理産業廃棄物である特管廃油を感染性廃棄物に混入する行為が、最も危険です。反面、日常生活においても役に立つ一般廃棄物の関係も出てきます。

　廃棄物の全体をみて、廃棄物の分類、種類には、どのようなものがあり、その中で感染性廃棄物は、どのような位置づけになっているか、その特性と他の廃棄物の関係を知っていただくことは、危険回避の上からも、大変重要なことです。

(2) 廃棄物の定義

　廃棄物処理法では「廃棄物」とは、次頁のように定義されています。

> 　廃棄物とは、「ごみ、粗大ごみ、燃え殻、汚泥、ふん尿、廃油、廃酸、廃アルカリ、動物の死体その他の汚物または不要物であって、**固形状**、または**液状のもの**（放射性物質及びこれによって汚染された物を除く）をいう。（法第2条第1項）。

　固形状、または液状のものが該当します。ただし、放射性物質及びこれによって汚染された物は除きます。したがって、工場や自動車から発生する排気ガス等の**気体状**のものは、廃棄物ではありません。また法の定義からは、廃棄物とは、「占有者が自分で利用する、あるいは他人に有償で売却することができないために不要となったもの」です。

　廃棄物の定義については、最高裁判所の判断を待つほど複雑で、5項目の観点で決める「総合判断説」により決定しなければなりません。

　ちなみに、総合判断説の5項目とは、①対象物の性状、②排出の状況、③通常の取り扱い形態、④取引価値の有無、⑤占有者の意思、です。

　産業廃棄物かどうかの判断がどのように行われたかを知る事件に、「おから事件」があります。おからは不要物か、有償で売れるものかということで争われました。おからを、運搬費用を受け取って運び、飼料として作っていました。おからは通常廃棄されているものであり、この事件では、運搬費用を取ったことが廃棄物処理法の無許可営業に当たるとして有罪となりました。

(3) 廃棄物の分類と種類

　医療関係であれば、感染性廃棄物についての医学的知識と法規制を知っていれば良いとお考えの方も多いと思います。ところが廃棄物については、廃棄物の基礎的な知識がないと理解が難しい点が多々あります。廃棄物全体をまず見てみましょう。

　医療関係の方々は、特に感染性廃棄物についての分別が重要であり、難しいという先入観をお持ちです。廃棄物の分別よりは、学問的な裏付けがある分類について、理解をしてください。

1）産業廃棄物と一般廃棄物

　廃棄物処理法では、前出、第2条2で「産業廃棄物以外の廃棄物を一般廃棄物とする。」として、まず産業廃棄物を優先して規定し、その規定以外のすべての廃棄物を一般廃棄物と規定しています。

　次いで産業廃棄物は、第2条4-1で「事業活動に伴って生じた廃棄物として、廃棄物処理法の「法律」で、燃え殻、汚泥、廃油、廃酸、廃アルカリ、廃プラスチック類6種類を規定し、その他「施行令」（政令ともいう）で定める14種類、計20種類」と規定しております。

　1954（昭和29）年に制定された清掃法までは、廃棄物の対象はすべて生活ゴミが中心でした。しかし、1970（昭和45）年に改正された廃棄物処理法は、法律上で産業廃棄物を前面に出したのです。

　通常は、住民の生活ゴミを中心とした一般廃棄物を表の上側に示しますが、医療機関からの廃棄物も事業に伴って発生する廃棄物であるので、ここでは産業廃棄物を上側で示しました。

　図表Ⅱ-1は、廃棄物の全体を見る上で、大変重要な図表です。医療など事業を営む方々は上側の図で、生活ゴミなどは下側にしてあります。皆さんにも関係のある上側の産業廃棄物は、解説の通り20種とだけ記載してあります。そこから分かれた特別管理産業廃棄物は、枠で5項目の種類があります。その中の1つが、4.感染性産業廃棄物です。通常、単に、感染性廃棄物と呼んでおります。なぜ重要かといいますと、この図表の枠は、廃棄物として、決して一緒には廃棄できないものだからです。

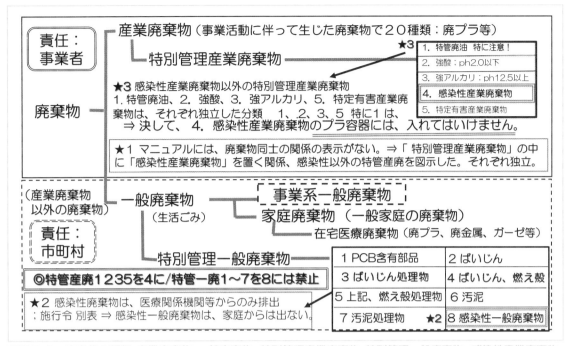

図表Ⅱ-1　廃棄物の種類:産業廃棄物・一般廃棄物、特別管理産業廃棄物・特別管理一般廃棄物、感染性産業廃棄物・感染性一般廃棄物の関係図（再掲）

　例えば、1. 特管廃油、2. 強酸、3. 強アルカリ、4. 感染性廃 棄物、5. 特定有害産業廃棄物を廃棄する場合は、それぞれの分類の個々の薬品等の梱包のまま、名前と内容が明確にわかる状態で、処理業者に引き渡さなければ、危険です。独立に廃棄ということで、決して混ぜたりはできません。　4. 感染性廃棄物のみは、プラ容器等で独立です。

　当然、このプラ容器に他の廃棄物の混入などは、禁止です。焼却処理をするので、火災や爆発に繋がり、大変危険です。後にも誤分類などという言葉でも出てきますが、この分類を破ることはできません。この図表Ⅱ-1で十分理解してください。

　図表Ⅱ-1で示すように、上側の産業廃棄物と、下側の一般廃棄物はきちんと分かれています。これに伴った特別管理産業・一般廃棄物、その中の1項目である感染性産業・一般廃棄物も上下に分かれ、法令通りとなっており

ます。しかし、廃棄物処理法施行令（法律の次に位置する）の別表で、「感染性廃棄物は、医療関係機関等から排出するものに限る。」と規定されています。したがって、家庭からは出ません。在宅医療廃棄物は、一般廃棄物であって、感染性一般廃棄物ではありません。市町村に収集・処理義務があります。

　なお、在宅医療廃棄物には、鋭利なもの、血液付着のものはありません。もし訪問医療等によって、鋭利なものや血液付着の廃棄物が出た場合には、原則、訪問医療、往診の実施者が、医療機関に持ち帰ります。通常の紙おむつなり、CAPD（持続携行式腹膜透析）の廃棄物等の在宅医療廃棄物は、一般廃棄物ですので、市町村に収集・処理義務があります。糖尿病患者のペン型インスリン自己注射の注射針は、強固なペン型の注射針カバーが付いており、針を外す際に、このカバーを使わなければ外せませんし、自動的にカバーされ安全です。

①感染性廃棄物の新設

新たな産業廃棄物を中心とした廃棄物処理法が施行され、17年後の1987（昭和62）年、さる大学医学部附属病院の小児病棟で2名の研修医と看護師がほぼ同時に、B型肝炎に感染、その内の1%の確率でしか発症しない劇症肝炎に3名全員が罹りました。数日間で、2名は意識不明のまま亡くなるという痛ましい感染事故が起きました。針刺し事故ではありません。

この感染事故に端を発し、5年後の1992（平成4）年、特別管理産業・一般廃棄物が生まれ、同時に、その中の1項目として、各々に4.感染性産業廃棄物、8.感染性一般廃棄物の各1項目が新たに設置されました（図表II-1）。それまでは、産業廃棄物と一般廃棄物の2つの大きな分類のみでしたが、この事故により、産業廃棄物の中から、「爆発性」、「毒性」「感染性」等を含め、特別管理産業廃棄物、特別管理一般廃棄物という、新たな概念を設けました。

その結果、図表II-1で示すように新たに「特別管理産業廃棄物、特別管理一般廃棄物」を設け、その中の各1項目として、それぞれ「感染性産業廃棄物、感染性一般廃棄物」も新たに設けられました。それと同時に、「感染性」以外にも危険度合いの高い、爆発性として、引火点の70度未満の特管廃油の類、毒性として水銀、PCBなど、腐食性として、強アルカリ、強酸など、その他毒性の高い石綿や、ダイオキシン他多数あります。

産業廃棄物の処理は、事業活動を行う本人が自ら行う（法第3条）となっております。一般廃棄物は、住民がそれぞれで廃棄物の処理を行うことはできませんので、市町村が処理責任を行うことになります。この点は，特別管理産業・一般廃棄物も、従来の廃棄物の扱いと同様です。

廃棄物処理が専門的になっており、一般廃棄物以外の産業廃棄物、特別管理産業・一般廃棄物、そしてその中にある感染性産業・一般廃棄物は、自ら処理できない場合は、専門の業の許可を持った処理業者に委託しても良いとなっています。自らは、国の業の許可を受けた専門の処理業者による委託処理も含めて良いということで、自己処理はしないでも済むわけです。

ただし、廃棄物の発生から最終処分まで、すべて責任は、発生元の排出事業者にあります。これが「排出事業者責任」というもので、委託処理の基本的な考え方です。したがって、産業廃棄物も特別管理産業廃棄物も、全く同様です。特に医療機関では、「高い処理費用を払っているのだから、処理業者が、すべて責任を持って処理してくれているはず」と言われますが、これは大きな間違いです。技術的な処理についての委託であって、その処理が適正に行われることを契約で約束し、これを後述するマニフェストで処理の実行を医療機関は、居ながらにして、確認するというシステムです。このようにして、最終処分で埋め立てるまで、すべて医療機関に排出事業者責任があることを認識してください。

②一般廃棄物についての補足

図表II-1の図では、下側には、「一般廃棄物」があります。しかし正確には、一般廃棄物＝生活ゴミではありません。一般廃棄物は、図表では略されていますが、「生活ごみとし尿」が正しいのです。わが国で汚水処理施設の処理人口、水洗等のトイレは、100％に至りません。一部で、し尿として、くみ取りし尿、トイレットペーパー、綿類などや、浄化槽に貯留した汚泥等があります（https://www.env.go.jp/press/press_00434.html#:~:text=令和3年度末における全国の汚水処理）。

③事業系一般廃棄物：産業廃棄物と一般廃棄物の中間

医療機関が行う診療自体は事業であり、そこから排出される廃棄物は、事業者である医療機

関が自分、または委託により処理します。

　ところが医療機関でも、従業員がお弁当を購入して食べた際の容器、あるいは残飯、飲み物の容器などは、診療という事業による廃棄物ではありません。したがって、産業廃棄物や感染性廃棄物とはなりません。産業廃棄物の品目にも該当しません。しかし家庭からの生活ごみでもありません。

　このようなケースは、「事業系一般廃棄物」、あるいは「業務上一般廃棄物」などと呼ばれ、産業廃棄物と一般廃棄物の中間的な扱いをしております。これらは法令用語ではありません。

　実際の処理は、例えば東京都の例では、有料のシールを求め、貼付けることで、有料であるが、生活ゴミなどと一緒に回収し、一般廃棄物であるので、焼却などの処理をしてくれます。事業活動に伴って発生するごみのうち産業廃棄物以外のごみ、事務所、商店等から排出の紙ごみ、飲食店から排出の生ごみなどをいいます。

　事業活動は、会社・工場・事務所・店舗など営利を目的とする活動だけでなく、病院、学校、官公署など公共サービスや、非営利の各種団体（NPOなど）、宗教法人なども含みます。

　また、個人営業や農林水産業のごみも対象です。したがって、飲食店でのお客の残飯なども該当します。従業員等の個人消費に伴って生ずる飲料缶等の金属容器、金属製品等、ガラス瓶等々です。

　例えば、医療機関では、カルテは事業に伴って発生しますが、それが事業の中心ではありません。これは、紙製造業、印刷業等では、産業廃棄物になりますが、医療機関では、産業廃棄物にはなりません。といっても生活ゴミではありませんし、生活ゴミで出されるのは、市町村の財政負担の点からも困ります。そのために有料シールなどを貼って出す事業系一般廃棄物としています。呼び方も、各地で業務上一般廃棄物など多少異なっております。また、その扱い

等も多少異なっております。

　医療機関では、待合室の雑誌、新聞紙、段ボール、事務用印刷紙、カタログ、梱包紙等など、他に、木製机、テーブル、椅子、梱包材等も該当します。ごみ集積所で扱う場合と直接業者に依頼等、各自治体・市町村で扱い方も異なります。市町村のHPや直接、良く説明を聞いて下さい。

　なお、令和元年度における一般廃棄物排出量は4,274万トン（東京ドーム約115杯分）、1人1日当りのごみ排出量は918グラムです。令和元年度において、生活系ごみが2,971万トン、約70％、事業系ごみが1,302万トン、約30％の比率となっています。

　この7品目が発生した場合、各品目における特定業種であれば、「産業廃棄物」、特定業種以外であれば「事業系一般廃棄物」となります。廃棄物の分類の項目で、併せて説明いたします。特定の事業活動に伴う7品目の産業廃棄物は、次の通りです。1. 紙くず、2. 木くず、3. 繊維くず、4. 動植物系残さ、5. 動物系固形不要物、6. 動物のふん尿、7. 動物の死体です。

2）産業廃棄物
①あらゆる事業活動に伴う産業廃棄物
　次頁表参照。

②特定の事業活動に伴う産業廃棄物
　前述した産業廃棄物の中には、特定の業種に限定した事業活動によって生じたもののみを産業廃棄物としますが、その業種でなければ事業系一般廃棄物として扱うことになるものがあります。

　例えば、紙または紙くずは、出版・印刷業、製本業、紙・紙加工品の製造業などでは、産業廃棄物となります。また、紙は、建設業（工作物の新築・改築または除去に伴うものに限る）、新聞業（印刷発行を行うものに限る）なども同

産業廃棄物の種類と具体例(法第2条第4項、施行令第2条)

区分	種類	具体例
あらゆる事業活動に伴うもの	1 燃え殻	石炭がら、焼却炉の残灰、炉清掃残さ物、その他焼却かす
	2 汚泥	排水処理後及び各種製造業生産工程で排出される泥状のもの、活性汚泥法による処理後の汚泥、ビルピット汚泥(し尿を含むものを除く。)、カーバイドかす、ベントナイト汚泥、洗車場汚泥など
	3 廃油	鉱物性油、動植物性油、潤滑油、絶縁油、洗浄油、切削油、溶剤タールピッチなど
	4 廃酸	写真定着廃液、廃硫酸、廃塩酸、各種の有機廃酸類など、全ての酸性廃液
	5 廃アルカリ	写真現像廃液、廃ソーダ液、金属せっけん液など全てのアルカリ廃液
	6 廃プラスチック類	合成樹脂くず、合成繊維くず、合成ゴムくず(廃タイヤを含む。)、などの固形状・液状の全ての合成高分子系化合物
	7 ゴムくず	天然ゴムくず
	8 金属くず	鉄鋼、非金属の研磨くず、切削くずなど
	9 ガラスくず及び陶磁器くず	ガラス類(板ガラス等)、耐火レンガくず、石膏ボードなど
	10 鉱さい	鋳物廃砂、電炉等溶解炉かす、ボタ、不良石炭、粉炭かすなど
	11 コンクリートの破片等	工作物の新築、改築又は除去により生じたコンクリート破片、レンガの破片その他これらに類する不要物
	12 ばいじん	大気汚染防止法に定めるばい煙発生施設、又は産業廃棄物焼却施設において発生する不要物

じで必需品です。次ページの7品目が該当します。

　ところが医療機関におけるカルテや、待合室の雑誌などは、紙を業としていないので、事業系一般廃棄物として排出します。

特定の事業活動に伴う産業廃棄物

特定の事業活動に伴うもの	13 紙くず	建設業に係るもの(工作物の新築、改築又は除去に伴って生じたもの)、パルプ、紙又は紙加工品の製造業、新聞業(新聞巻取紙を使用して印刷発行を行うもの)、出版業(印刷出版を行うもの)、製本業、印刷物加工業から生じる紙くず
	14 木くず	建設業に係るもの(工作物の新築、改築又は除去に伴って生じたもの)、木材又は木製品の製造業(家具製品製造業)、パルプ製造業、輸入材木卸売業から生じる木材片、おがくず、バーク類など
	15 繊維くず	建設業に係るもの(工作物の新築、改築又は除去に伴って生じたもの)、衣服その他繊維製品製造業以外の繊維工業から生ずる木綿くず、羊毛くず等の天然繊維くず
	16 動植物性残さ	食料品、医薬品、香料製造業において原料として使用した動物又は植物に係る固形状の不要物で、あめかす、のりかす、醸造かす、発酵かす、魚及び獣のあらなど
	17 動物系固形不要物	と畜場でと殺又は解体、食鳥処理場のおいて食鳥処理したことで発生した固形状の不要物
	18 動物ふん尿	畜産農業から排出される牛、馬、めん羊、にわとりなどふん尿
	19 動物死体	畜産農場から排出される牛、馬、めん羊、にわとりなどの死体
20 以上の産業廃棄物を処分するために処理したもので、上記の産業廃棄物に該当しないもの		

3）一般廃棄物

①一般廃棄物の種類と具体例

一般廃棄物の種類と具体例

各市町村の処理施設、処理能力により処理できない一般廃棄物があります。
また、次の表は例であり、詳細は各区市町村にお問合せ下さい。

区分	種類	具体例
家庭廃棄物	1 可燃ごみ	炊事仕事で生じた、残飯等の生ごみ、ちり紙・新聞・雑誌等の紙くず(資源回収している区市町村があります。)、庭木の剪定で生じた木くず、衣類等
	2 不燃ごみ	食器・窓等のガラス、食器・花瓶等の陶磁器、なべ・フライパン等の金属、ペットボトル等のプラスチック(分別収集している区市町村があります。)等
	3 粗大ごみ	大型の電化製品(家電4品目を除く)、タンス・食器棚等の家具類、自転車等、通常の収集では大きすぎて対応できないもの
	4 家電4品目	洗濯機、エアコン、テレビ、冷蔵庫(特定家庭用機器再商品化法(通称「家電リサイクル法」)に従って廃棄して下さい。)
	5 パソコン	パソコン及び周辺機器(資源有効利用促進法に従って廃棄して下さい。)
	6 自動車	自動車(使用済自動車の再資源化等に関する法律に従って廃棄して下さい。)
	7 有害ごみ	乾電池、蛍光灯、体温計等の有害物質が含まれるごみ
事業系一般廃棄物	1 可燃ごみ	生ごみ、紙くず(産業廃棄物以外のもの)、木くず(産業廃棄物以外のもの)
	2 粗大ごみ	大型の食器棚・机等、通常の収集では大きすぎて対応できないもののうち、木製のもの(金属製、プラスチック製のものは産業廃棄物)
し尿	1 し尿	くみ取りし尿で、人の排泄行為に附帯するトイレットペーパ一類、綿類等を含む。
	2 浄化槽に係る汚泥	浄化槽方式のものの槽に貯留した汚泥

4）特別管理産業廃棄物と特別管理一般廃棄物

廃棄物処理法誕生の22年後の1992(平成4)年に新たに設置された「爆発性、毒性、感染性、その他の人の健康又は生活環境に係る被害を生ずるおそれがある性状を有する廃棄物」として、感染性産業・一般廃棄物が含まれる特別管理産業・一般廃棄物が加わりました。その危険性から厳しく規制されています。みなさんが扱われ

る感染性廃棄物もこの中に含まれますので、その規制についても十分な理解と対応が要求されます。特に、廃油（燃焼性）引火点が70℃未満のもの、ここで注意をしておきます。例えば、ガソリンは -43℃以下、アセトンは -30℃、ベンゼンは -20℃など引火点は低いです。医療機関内の特別管理産業廃棄物のリストをもれなく作成すべきで、廃棄の注意を徹底すべきです。

　廃棄の際には、感染性廃棄物のプラ容器には、決して入れないこと、そしてこれらの特別管理産業廃棄物は、個々、独立で、その容器に入ったままの状態で廃棄が原則です。

　詳細は、第Ⅱ章 (3) ②やってはいけない排出事例で、図・写真も添えて解説します。

①特別管理産業廃棄物の種類と具体例

特別管理産業廃棄物の種類と具体例（法第2条第5項、施行令第2条の4）

種類	具体例
1 廃油（特管廃油）	揮発油類、灯油類、軽油類で引火点70℃未満のもの
2 廃酸（強酸）	pH2.0以下の酸性廃液
3 廃アルカリ（強アルカリ）	pH12.5以上のアルカリ性廃液
4 感染性産業廃棄物	感染性のおそれのある産業廃棄物(廃プラスチック、金属くず、ガラスくず及び陶磁器くず等) ◎医療関係機関等から排出されるもの
5 特定有害産業廃棄物	廃PCB等、PCB汚染物、廃石綿等、その他特定施設において生じたものであって、政令に定める有害物質を基準値を超えて含むもの

②特別管理一般廃棄物の種類と具体例

特別管理一般廃棄物の種類と具体例(法第2条第3項、施行令第1条)

種類	具体例
1 PCB含有部品	エアコン、テレビ、電子レンジの部品のうち、PCBが含まれるもの
2 ばいじん	一般廃棄物処理施設である焼却施設(ばいじんを焼却灰として分離して排出し、貯留することができる灰出し設備及び貯留設備が設けられている焼却施設)の集じん施設で集めたもの
3 ばいじん処理物	2 に掲げるばいじんを、溶融、焼成、セメント固化、薬剤混練、酸等による重金属溶出以外の方法で処理したもの
4 ばいじん、燃え殻	特定施設である廃棄物焼却施設から生じたもので、ダイオキシン類の含有量が3ng/gを超えるもの
5 ばいじん、燃え殻処理物	4 に掲げるばいじん、燃え殻を処分するために処理したもので、ダイオキシンの含有量が3ng/gを超えるもの
6 汚泥	特定施設である廃棄物焼却施設の排ガス洗浄装置から生じたもので、ダイオキシン類の含有量が3ng/gを超えるもの
7 汚泥処理物	6に掲げる汚泥を処分するために処理したもので、ダイオキシン類の含有量が3ng/gを超えるもの
8 感染性一般廃棄物	医療機関や研究所等から排出される、手術に伴って発生する病理廃棄物等で産業廃棄物以外のもの

(4) 処理業者による処理

1) 基本的な感染性廃棄物処理の流れ

医療関係機関等内の廃棄物は、基本的には、分別というものではありません。

図表Ⅱ-1 によって、正確に、大きな分類分けをしなければなりません。うろ覚えの分別などは、危険で間違いのもとです。医療機関でのプラ容器への収納は、大きく分ければ、1) 産業廃棄物、2) 感染性廃棄物、3) 感染性廃棄物以外の特別管理産業廃棄物のうち、2) の感染性廃棄物だけです。残りの1) と3) は、個別にそれぞれの瓶なり、プラボトルなり、スプレーなりと、パッケージそのままです。プラ容器収納、保管の処理が終われば、その後の処理は、医療関係機関等内での保管は、分類別に廃棄物を保管しますが、2) 感染性廃棄物以外の1)、3) は、廃油、酸・アルカリと同じようなものがあり、明確に区別が必要です。物質ごとに、また質的にも、量的にも、外部の専門の処理業者による中間処理を行います。その流れは下図では、①の右側からは、委託により処理業者が行う領域です。イラストの流れで具体的に見てください。

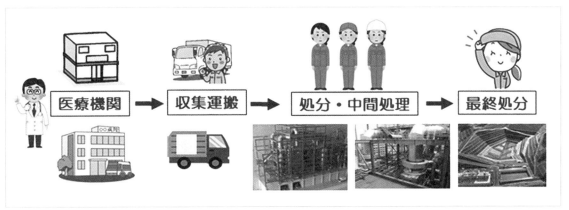

図表Ⅱ-2　感染性廃棄物処理の流れと各処理

　医療関係機関等からは、①収集運搬処理業者によって、②中間処理施設に運搬されます。これが第１段階です。次いで、処分の内、②「処分・中間処理」は、通常は焼却します。これが第２段階です。そして残った焼却灰は、中間施設から、③最終処分業者の管理型最終処分場に運搬されます。ここで埋め立てられて、この「最終処分」により、感染性廃棄物処理は、終わります（図表Ⅱ-2）。

　基本的な３つの機能による感染性廃棄物処理の流れです。これをベースに委託処理をみてみます。

2）処理業の許可制度と許可の種類

　委託処理の基本の１つは、処理業の許可制度にあります。医療関係機関等から委託処理を受けることができる処理業者は、国の業の許可を取得しなければなりません。

　以下の事項は、処理業者のためではなくて、処理業者の持っている許可を医療関係機関等が正しく確認するためのものです。十分に理解しておいてください。

①許可の種類１：廃棄物の種類で分かれる

　許可を持つ処理業者による処理について説明します。

　業の許可は、まず廃棄物の種類で、一般廃棄物と産業廃棄物の大きく２つに分かれます。これに特別管理産業廃棄物が加わり、計３つとなります。

　ⅰ）一般廃棄物

　一般廃棄物は、市町村の管轄となり、それぞれで異なります。需要に応じているために、許可を制限している市町村が多く、許可は容易には取れません。このようにやや特殊です。ただし、市町村からの委託（非常災害時の委託を含む）を受けて行う場合等、許可が不要な場合もあります。

　ⅱ）産業廃棄物と特別管理産業廃棄物

　一般の処理業者は、実際にはこの２つから選択、または、両方を取得することになります。都道府県、または政令市が許可権者となり、（公財）日本産業廃棄物処理振興センター主催の講習会のそれぞれの講習を受講し、修了して、修了証の提示で、許可の認可がとれます。

②許可の種類２：廃棄物の処理内容で分かれる

　ⅰ）収集運搬業と処分業

　産業廃棄物、特別管理産業廃棄物の許可は、収集運搬業と処分業の大きく分けて２つです。処分業の許可を取れば、中間処理（焼却等）、最終処分の２つの処理が可能です。

　ⅱ）感染性廃棄物の許可：収集運搬業と処分業

⇒特別管理産業廃棄物の許可をとる。事業の範囲に⇒特別管理産業廃棄物の種類があり、⇒感染性廃棄物を選択します。

感染性産業廃棄物は、特別管理産業廃棄物の中の5項目（分類）の中の1項目です。感染性一般廃棄物についての許可はなく、事業の範囲に、「特別管理産業廃棄物の種類」として、「感染性産業廃棄物」を記載すれば、許可で扱えるとしています（施行規則第10条の20第2項）。

マニュアルでも、主として「感染性廃棄物」で統一＊しており、特に2つを分ける解説はありません。産業廃棄物と一般廃棄物の区分については、後で説明いたします。

ここでは、「感染性廃棄物」の許可の取得という視点で、ご覧ください。

感染性廃棄物を扱うには、まず特別管理産業廃棄物の許可を各都道府県、または、政令市ごとに取得し、その際、事業の範囲に、特別管理産業廃棄物の種類として、「感染性廃棄物」を入れます。収集運搬業と処分業の許可は、業務、処理の内容が異なるので、講習を別々に受けて、それぞれ取得しなければなりません。両方を取ることも可能です。許可を出す許可権者は、都道府県知事、または政令市長です。

収集運搬業の許可、あるいは処分業の許可のいずれか、または、両方を取ります。処分業の許可を取れば、中間処理、最終処分の2つの業が可能です。

この内容を正確に理解していれば、優良な処理業者の選択においても、処理業者の許可証を確認する際には、特別管理産業廃棄物の許可、収集運搬業、処分業をまず別々に確認します。その際、事業の範囲に、特別管理産業廃棄物の種類として、「感染性廃棄物」の字句が入っていることを確認してください。

＊医療機関が、感染性廃棄物を排出する都道府県、政令市の許可が条件です。他県で処理の場合には、荷降ろしする都道府県、政令市の許可も必要です。途中は不要です。

実際には、委託する収集運搬業者と処分業者（焼却などの中間処理）は同一の業者にする必要はありません。医療機関の優良処理業者の選択により、見積り等を取り、慎重な検討の結果決めます。別々の場合は、それぞれの業者について許可の確認が必要です。廃棄物の依頼するのも、当然収集運搬と中間処理は、別々の業者になります。契約はこれに基づくので、同一であれば、契約書は、1枚です。別々であれば、契約書は2枚になります。なお最終処分は、中間処理業者が選択して決めています。中間処理業者が、許可は同じですので、両方をやっている場合もあります。

許可の期限：許可には期限があり、通常5年で更新が必要です。優良処理業者は、7年です。

(5) 感染性廃棄物の処理の流れ

廃棄物の分野では、廃棄物を安全、安心なものとして、害を及ばさない状態で、かつ減容（容積を減らす）することを広義の意味で、「処理する」と呼んでおります。

感染性廃棄物の処理の流れと各処理は、医療機関としては、廃棄物の種類として、一般廃棄物は除きますので、産業廃棄物、特別管理産業廃棄物、特別管理産業廃棄物の一項目として含まれる感染性廃棄物の大きく分けて3つがあります。一般廃棄物は、市町村などが担当します。

感染性廃棄物の中間処理としては、焼却が中心で、90％以上です。溶融も焼却の一部であり、これを含めると95％を超えます。その他の処理方式についても、その特徴とメリット等につ

いても触れておきます。

目的は、中間処理（他でも触れましたが、最後には、埋立て等の最終処分があるので、焼却などの処理は、その前ということで、中間処理と呼ぶ）によって、これは廃棄物の種類によって、大きく異なります。例えば、産業廃棄物であれば、最も多い「汚泥」などは水分を減らすことにより、重量、かさ（量）を減らすことが処理の中心になります。ですから「脱水」が、中間処理になります。他にも、金属などを単に壊す「破砕」や「切断」が中間処理など様々です。

平成29年度　感染性廃棄物の処理方法別・処理量（環境省）

平成29年度環境省実態調査の結果からみる感染性廃棄物の処理方法別・処理量をみてみます。感染性廃棄物であれば、焼却により、滅菌をして感染性を無くし、同時に、量的なものも減容します。特に感染性廃棄物は、感染性を取り除く方法としては、焼却による中間処理が90％の実施率で、減容の効果も大きいです。

感染性廃棄物の中間処理には、各種方法があります。全体処理量は、382,031トンです。

①焼却：334千トン（87％）、②溶融：30千トン（8％）、③高圧蒸気滅菌他：12千トン（3％）、④その他：6千トン（2％）となっており、圧倒的に焼却が多いです。実際には、焼却に溶融8％を加えると、いわゆる焼却が95％以上となります。

また③高圧蒸気滅菌他が3％とあります。ただし、乾熱滅菌は確認できません。その他：高周波（マイクロ波）滅菌、薬剤がありますが、高圧蒸気滅菌と、高周波滅菌は、集計の詳細を調べますと、個々の所在地をみると、正しくは、高周波滅菌が、12千トンです。高圧蒸気滅菌に誤って集計されておりました。また、高圧蒸気滅菌を処理業者が行っているところは、過去に1社ありましたが、撤退しており、処理業として行っているところは、現在はありません。その後、高周波滅菌も中止したところが数カ所あり、実際には、確認可能なものは2件だけです。その他は、2％となっております。

感染性廃棄物の中間処理は、ほぼ焼却によるといえます。

特別管理産業廃棄物が、感染性廃棄物に混入することで現実に起きている火災、爆発の危険があり得ます。この回避のためにも、焼却による中間処理が主流である限りは、医療機関側の感染性廃棄物の容器に、他の種類の廃棄物の混入をさせない責任は、重大です。

(6) 処分・中間処理の方法（滅菌法の種類）

1）焼却滅菌

最も一般的な方法です。調査結果も感染性廃棄物滅菌処理として、87％で実施されています。

法令では、800℃に2分間停留することが規定されています。ちなみにJ&T環境株式会社東京臨海エコクリーン（旧東京臨海リサイクルパワー株式会社）では、感染性廃棄物は、医療専用の炉として、50トン炉×2炉で、900℃で焼却されています。そして、300℃から500℃の間でダイオキシン類が発生するために減温塔で急速冷却、この間の時間を少なくし、またフィルターなどでも発生を防いでいます。排熱は、ボイラーから発電機に廻り、サーマルリサイクルとして発電されております。蒸気タービン発電機23,000kw、東京都民7,700世帯分で、内部利用・売電しております。

2）溶融滅菌

溶融は、8%の実施と感染性廃棄物の中間処理としては、2番目に多く実施されています。しかし、感染性廃棄物では、計30トンと焼却処理の1/10弱に留まります。原理的には、焼却の温度が焼却の倍ぐらい高温であるということです。ガス化、電気炉など種類もあります。

J&T環境株式会社では、先の医療廃棄物専用炉からの処理灰を溶融炉で再度燃焼し、注射針などのマテリアルリサイクルを実施し、廃棄物の減容により少ない最終処分場の負担を減らすことにも大きく寄与しております。焼却、溶融ともに発電などのサーマルリサイクルも同時に行っております。

サーマルリサイクルは、EU（欧州共同体）などではリサイクルとしては認めないという厳しいものとなっているようです。今後プラスチックを含め、焼却以外の方法模索が必要です。

市町村などの自治体が処理している生活ゴミである一般廃棄物は、廃棄物減容も含めて、同様に焼却灰を再度溶融炉で減容しているところが多いです。米国では、通常の生活ごみ焼却の中間処理施設であっても、優良なところは、何10%かは、医療廃棄物の受け入れが許可されているとのことで、自由度が高いです。今後日本でも実施すべきです。

3）高周波（マイクロ波）滅菌

電子レンジと同様の原理で滅菌を行う方法です。私は、現実に稼働しているかなりの施設数を見学しております。いずれも処理前に破砕を行っております。マイクロ波滅菌は、環境省の課長通知により1998（平成10）年に承認され、北海道、栃木、神奈川県、高知県、福岡県など商業ベースで委託を受けていました。ところが近年、次々と撤退し、現在は、神奈川県、高知県を残すのみとなっています。

高周波（マイクロ波）方式は、承認されているにもかかわらず、マニュアルには未だに記載がありません。神奈川県にある方式は、破砕の際にはロボットによりリサイクルペール（再使用が可能な容器、商品名）から中のポリ袋入り感染性廃棄物を自動的に裁断装置に投入します。容器は高圧蒸気滅菌して、繰り返し再利用しています。廃棄物は裁断後、高周波滅菌します。

4）高圧蒸気滅菌（オートクレーブ）

高圧蒸気滅菌は、従来、臨床検査室における検体など比較的小さいもの、あるいは手術器具の院内滅菌などに使われていました。米国では、ダイオキシンの発生を防ぐ関係から焼却を避けて、委託でオートクレーブの18mなど大型装置が、焼却に匹敵するほどの台数で稼働しているようです。

わが国の規定では厚生労働省告示により、処理前に廃棄物の「滅菌が完全に行われるように破砕すること等とし」と事前破砕が規定されています。さる処理業者が行った方法は、事前に破砕せず、滅菌の後に焼却炉で焼却していました。確かに高価なプラスチック容器は再使用できますが、本来の事前破砕は滅菌対処物の内部にまで均等に熱を伝わる上から必要のために行うもので、滅菌の後に破砕しても意味がありません。ところが、厚生労働省通知では、滅菌したことの証として処理後に破砕するとも記載されており、不徹底なものとなっています。滅菌効果の標準は、芽胞菌の死滅する121℃20分間以上が滅菌の基準です。

5）乾熱滅菌

乾燥空気中で加熱することによって微生物を滅菌する方法で、160〜170℃、2〜4時間が基準です。マニュアルには記載されておりますが、委託処理施設としては存在していないと思われます。近年、単独の乾熱方式の医療機関

に設置するタイプが出てきました。プラ容器を焼却しないという点で大きなメリットがあります。価格も幅があり、億単位のものもあります。とはいえ長い目で見れば、採算は取れそうです。処理業者による委託処理は、無いようです。

6) 消毒する方法

感染性廃棄物は、B型肝炎による針刺し事故が発端となっています。マニュアルでは、「B型肝炎ウイルスが最も消毒薬に対して抵抗性の強い病原微生物の1つであることから、肝炎ウイルスに効果のある方法で消毒すれば、ほとんどの病原微生物は不活化されると考えられるためである。」と記載されています。実際の施設はありません。

7) 有機物磁気熱分解エネルギー変換装置

画期的な方式であり、ごく最近病院へ導入されました。有害・医療廃棄物研究会の「脱炭素社会の実現と医療廃棄物処理」の研究講演会で、私が「感染性廃棄物及び容器の発生抑制と資源循環の可能性について」として発表しました。本書では、第Ⅲ章1.で詳細に紹介します。

CO_2とダイオキシンを出さずに、廃棄物など有機物を燃料として灰にする画期的な、夢の装置です。数千万円で買い取りとなりますが、月の経費が58,000円で温水と発電が可能です。すでに自治体の温泉施設に導入済みで、他に数病院、大学病院で導入が進められています。

8) 脱炭素の観点からの滅菌方法

以上紹介した3)高周波(マイクロ波)滅菌、4)高圧蒸気滅菌(オートクレーブ)、7)有機物磁気熱分解エネルギー変換装置の方法は、脱炭素の視点からみれば、非常に有効な方法です。直接、燃やさない方法であるということで、廃棄物の投入方法を工夫すれば、プラ容器を燃や

さないので再使用などが考えられます。また、滅菌の後、廃棄物中のプラをリサイクルして、RPF(廃棄物燃料)をはじめ、今後新たなリサイクル再考の余地があります。7)も容器再使用で実施中です。

(7) 最終処分場

最終処分場については、なかなか知る機会がありません。最終処分場が不足しており、厳しいものとなっております。まとめましたので、概略だけでも知っておいてください。

中間処理の大部分は、焼却であると説明しました。最終処分場へは、医療機関と契約を結んだ中間処理業者が排出事業者になって、マニフェストを交付して、最終処分業者への運搬を収集運搬処理業者に依頼し、最終処分を委託します。これらは二次マニフェストといいます。医療機関がマニフェストを交付し、中間処理を行うまでは一次マニフェストと呼びます。

最終処分が終わると、中間処理業者へ二次マニフェストが戻り、医療機関からのE票:一次マニフェストに最終処分の終了の旨を転記し、返送されてきます。法改正で、医療機関は排出事業者責任の強化から、E票の最終処分の確認まで義務付けられました。これらマニフェストについては、マニフェストの項目で再度確認してください。ここでは最終処分場そのものについて解説します。

最終処分まで触れている類書は少ないです。最終処分場は不足しており、脱炭素と共に廃棄物自体を減らす、リサイクルを増やすなど、抜本的な方法を考えていかなければなりません。現行法規上は、感染性廃棄物の焼却灰は、管理型最終処分場に廃棄しなければなりません。類書によっては、感染性廃棄物は最終処分場に埋め立てできないという参考書もあります。

中間処理施設から排出された焼却灰(燃え殻、

主灰／しゅばい、ボトムアッシュ炉に貯まる灰）、ばいじん（煤塵、飛灰／ひばい、フライアッシュ、燃焼ガスと共に浮遊する灰を電気式集じん器で集めたもの）は、管理型埋め立て処分場にて、埋め立て処理されます。ここでは長い年月をかけ廃棄物を浄化し、害のない土壌として自然へと還しています。

最終処分場は3種類あります。1）「安定型最終処分場」は、安定型5品目を処分します。2）「管理型最終処分場」は、遮断型最終処分場でしか処分できない廃棄物以外の廃棄物を処分します。3）「遮断型最終処分場」は、有害物質を含み自然と隔離管理が必要な廃棄物を処分します。

1）安定型最終処分場

安定5品目とは、ⅰ）廃プラスチック類、ⅱ）がれき類、ⅲ）ゴムくず、ⅳ）金属くず、ⅴ）ガラスくず、コンクリートくず及び陶磁器くず、です。安定5品目は、有害物質や有機物が付着しておらず、雨水等にさらされてもほとんど性状が変化しない安定型産業廃棄物です。そのまま埋立て可能な安定型最終処分場に廃棄します。処分場の土地は、土壌のままでシートなどの水処理はされていません。

2）管理型最終処分場

感染性廃棄物の焼却灰（燃え殻）、飛灰（ひばい）の廃棄は、管理型最終処分場で可能です。

産業廃棄物の種類20種類の内、安定5品目を除いたもの①燃え殻、②汚泥、③廃油、⑤紙くず、⑥木くず、⑦繊維くず、⑧動植物性残さ、⑨動物性固形不要物、⑮廃酸、⑯廃アルカリ、⑰動物のふん尿、⑱動物の死体、⑲ばいじん、⑳13号廃棄物（左記の産業廃棄物を処分するために処理したもの）、水に関しては、安定型に比べて厳しい制限があります。その分、水溶性や腐敗分解という性質を持つ廃棄物も埋め立てることが可能になります。

管理型処分場の特徴として、安定型に追加して雨水流入防止側溝、遮水構造（汚水などの水分が外部に染み出し、漏れ出すのを防ぐこと）を備えていることが大きな特徴です。その分、管理型の埋立処分は安定型の処分に比べ、処分費がおよそ2～3倍高くなります。

3）遮断型最終処分場

遮断型最終処分場は、安定型でも、管理型最終処分場でも、処分できない基準値を超えた有害物質を含む廃棄物を処分する処分場です。側面や底面をコンクリートなどで囲い、上部には屋根が設けられており、外部と完全に遮断できるようになっています。

廃棄物から発生する浸出廃液を処理する施設を有する最終処分場です。「タールピッチ類に限る廃油」を処分することができます。

遮断型であっても、PCB廃棄物、ダイオキシン類を含む廃棄物、感染性廃棄物、液状廃棄物、廃酸、廃アルカリを埋め立てることは禁止されています。現状では、全国に30施設程度と数少ない施設です。

■コラム：優良産廃処理業者認定制度と、優良さんぱいナビ「さんぱいくん」

優良な産業廃棄物処理業者の情報を広く公開する目的のために、2005（平成17）年から産業廃棄物処理業者優良性評価制度が導入されました。2010（平成22）年の廃棄物処理法改正により、従来の優良評価制度に替わる制度として、「優良産廃処理業者認定制度」が導入され、2011（平成23）年4月1日より運用を開始しました。通常の許可基準よりも厳しい基準に適合した優良な産廃処理業者について、都道府県や政令指定都市が認定する制度です。

◎認定の基準

優良産廃処理業者認定制度における認定を受けるには、以下の基準に適合することが必要です。

遵法性、事業の透明性、環境配慮の取り組み、電子マニフェスト、財務体質の健全性、です。

◎メリット

優良産廃処理業者認定制度における認定を受けた産業廃棄物処理業者（優良認定業者）は、以下のメリットを受けられます。

・許可証等を活用したPR。
・産業廃棄物処理業の許可の有効期間の延長。通常5年間が7年間となります。
・優良さんぱいナビ https://www3.sanpainet.or.jp により、優良認定業者を廃棄物の種類、地域、処理方法等から検索できます。処理業者にとっても多くのメリットがあり、排出事業者から見れば、安心し依頼できるというメリットがあります。

優良認定業者は、違法性や事業の透明性、環境配慮への取り組みといった高い基準をクリアした産廃処理業者なので、不法投棄や不適正処理のおそれが低く、優良認定業者に処理を委託したほうが排出事業者としての責任を全うすることに繋がるといえます。

それぞれの内容は、以下のとおりです。

1. 違法性：従前の産業廃棄物処理業の許可の有効期間（優良確認の場合は申請日前5年間）において特定不利益処分を受けていないこと。
2. 事業の透明性：法人の基礎情報、取得した産業廃棄物処理業等の許可の内容、廃棄物処理施設の能力や維持管理状況、産業廃棄物の処理状況等の情報を一定期間継続してインターネットを利用する方法により公表し、かつ、所定の頻度で更新していること。

■コラム：アメリカにおける
　　　　医療廃棄物の
　　　　埋立て最終処分場

　当初、廃棄物は不勉強であり、他国もわが国とほぼ同様と考えておりました。ところが、特に感染性廃棄物については、国民性も影響しているのか、わが国では焼却が主流で、地球温暖化、脱炭素からは程遠い存在です。

　感染性廃棄物以外の生活ゴミである一般廃棄物についてみると、米国などでは埋め立てが中心で、他国もほとんどが埋め立てです。

　5、6年前、有害・医療廃棄物研究会の田中勝会長のコディネートで鳥取において開催された国際シンポジウム「廃棄物の適正処理／医療廃棄物処理の日米比較」で、パネル講演、「日本の医療廃棄物処理の現状：焼却施設の活用」について私が講演をすることになり、アメリカの感染性廃棄物の処理状況などをにわか勉強しました。驚いたことは、オートクレーブ（高圧蒸気滅菌）が多いことと、簡単な滅菌で埋め立てをしてしまい、メタンガスさえ出ていることでした。

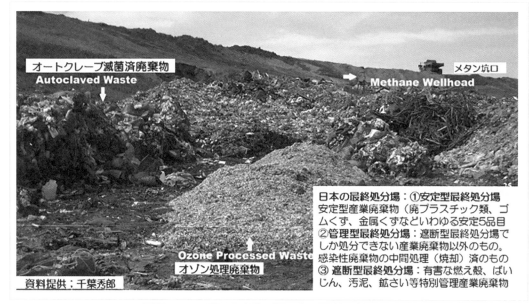

オートクレーブ滅菌済廃棄物
Autoclaved Waste

メタン坑口
Methane Wellhead

Ozone Processed Waste
オゾン処理廃棄物

日本の最終処分場：①安定型最終処分場
安定型産業廃棄物（廃プラスチック類、ゴムくず、金属くずなどいわゆる安定5品目
②管理型最終処分場：遮断型最終処分場でしか処分できない産業廃棄物以外のもの。感染性廃棄物の中間処理（焼却）済のもの
③遮断型最終処分場：有害な燃え殻、ばいじん、汚泥、鉱さい等特別管理産業廃棄物

資料提供：千葉秀郎

米国における医療廃棄物の埋め立て最終処分場の例

2. 感染性廃棄物の適正処理

(1) 感染性廃棄物の適正処理の手順

　感染性廃棄物の適正処理としては、その主な流れを図表Ⅱ-3（次頁）に示します。実際に感染性廃棄物の適正処理としては、標準的に実施する主な事項①から⑯を用意して、以下に、(2) 主なる手順と実施項目として概要を説明し、本書では、(3) Ⅰ．初期事項①～⑩と、(4) Ⅱ．継続事項⑪～⑯に分けて、詳細な適正処理の事項を解説します。

　ここでは、医療廃棄物の処理の内、実際の医療関係機関等が、新設し、診療を開始予定であり、今から新たに処理業者も見つけ、廃棄物処理を行うというケースです。もしそのような機会、あるいは見直しなどをする場合は、どのようなことをしなければならないか、法令では、契約、あらかじめ文書などを準備することが必要になります。まず、廃棄物そのものとして、何があり、その種類、注意事項、それに適した処理業者の候補探しを検討し、決定するなどが

あり、いつかの事項を並行して進める必要があります。この項目を①から⑯の数字を用いて順序を表すと共に、その内容を解説します。ご自分の医療機関と比べて、どのようなことが欠けているかなどの見直しにお使いください。

　手順の解説の後に、この手順に従い、(2) では、主なる感染性廃棄物適正処理として、1) 優良処理業者の選択、2) 委託基準、3) 契約について、順次解説します。

　ここに出てくる16項目については、主として、順序に重きを置いて、簡単に説明します。後にその内容、各項目の重要点については、各項目で解説します。

初期事項

　感染性廃棄物等適正処理の手順としては、大きく2つに分けて考えることができます。

　1つ目は、医療機関が初めて廃棄物処理を行う事項として、契約を締結するまでの初期事項です。

　2つ目は、契約後、医療機関が、実際に廃棄物を排出して継続して繰り返し日々行う継続事

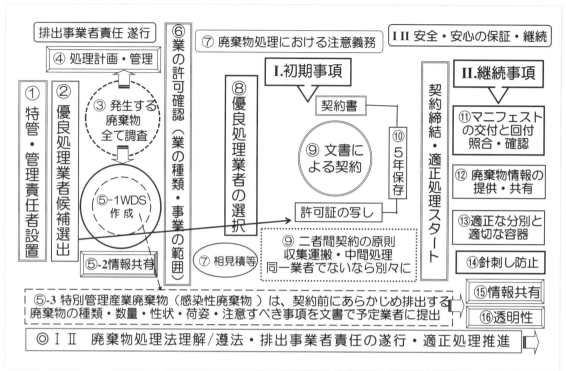

図表Ⅱ-3　感染性廃棄物等適正処理の手順　フローチャート16項目

項です。

初期事項としては、①から⑨までが該当します。処理が委託の形で行われるために、契約他の委託基準というルールが6項目あります。なお、継続事項としては、⑪の不法投棄防止のためのマニフェスト伝票制度（正式には、廃棄物管理票制度）という制度が、主となります。

継続事項には、この他に⑫から⑯まで、廃棄物の内容などの情報提供や針刺し事故の防止、廃棄物の分別と適正容器使用などの実務があります。法令には規定されていない部分もありますが、実際には、爆発や火災などの事故防止に繋がる点で重要な部分もあります。

まず、初期事項から順に説明します。

①特別管理産業廃棄物管理責任者決定

最初に管理責任者を選出・決定し、自治体に届け出ます。医療分野の廃棄物では、本来特別管理産業廃棄物管理責任者（以下、管理責任者）

の扱いですが、講習未受講と冷遇されている面があり、大変不利になっています。

爆発性ほか、危険度合いが高い廃棄物である特管産廃を排出する事業場には、厚生省指定の講習会（現在、振興センターで実施）を受講し、修了試験に合格をした管理責任者を置くという、大変素晴らしい制度を当初から、厚生省（当時）は採用していました。

それまでは、注射針など医療機関からの廃棄物は、産業廃棄物として扱っていました。ところが感染事故をきっかけに、1992（平成4）年に「特別管理産業廃棄物」、及び「特別管理一般廃棄物」の新設、そしてその中には、それぞれ「感染性産業廃棄物」、及び「感染性一般廃棄物」を新設するという法改正が行われました。さらに、これらの廃棄物を排出する事業場には、当初厚生省指定の講習会を受講し、修了した「特別管理産業廃棄物管理責任者」を1名置き、これを都道府県知事に届け出るという施

行規則を定めました（罰則は、30万円の罰金）。

　しかし、それにもかかわらず、結果的には医療分野のみは、実質全く講習を受けられないという不完全な法改正となってしまいました。廃棄物処理法施行規則では、医療資格者（医師、看護師、保健師、薬剤師、助産師、臨床検査技師、衛生検査技師、獣医師、歯科衛生士の9資格者）は、医療の資格により指定講習会の受講無しで、自動的に「管理責任者」の資格をあたえるという矛盾した制度になってしまったのです。

　この矛盾した処置によって、廃棄物について、廃棄物処理法はおろか、廃棄物の委託についても、「排出事業者責任」が重要であるという意味も、さらには、法令の初歩的説明も全く聞く機会さえありませんでした。当然、新設された「感染性廃棄物」も、「特別管理産業廃棄物」も、どのようなものか、講習会を全く受講していない「管理責任者」ですから、何の知識も持ち合わせておらず、理解できるはずがありません。

　ちなみに、ガソリンスタンド、メッキ工場など、特別管理産業廃棄物を排出する事業場などの他の分野では、必ず1名、講習会を受講して修了試験に受かった管理責任者がおります。一方、最も危険が伴う可能性がある医療分野のみは、現在も講習会の受講義務がないのです。

②優良処理業者候補の選出

　図表Ⅱ-3のフローチャート16項目は、すべて医療機関が行わなければならない事項です。そして、この中心となるのが「管理責任者」です。

　現在の廃棄物処理は、自らはできないために専門の許可を持った処理業者に委託する形で行われています。しかし処理は行ってもらいますが、あくまで廃棄物処理の責任は、依頼した排出者である医療機関側にあります。

　医療機関にとって委託する処理業者は、単に処理をやってもらうと考えるか、あるいは一心同体で良きパートナーとして、車の両輪のような関係として助け合っていく関係と考えるか、これは医療機関の接し方で大きく変わります。ぜひ後者であって欲しいと思います。

　現実は、委託による廃棄物処理を処理業者のリードで、契約もマニフェストも行われています。特に排出事業者責任については、理解しにくいことです。そのため、私が所属していた日本医師会では、新たに医療関係機関等を対象とした講習会をスタートさせ16年が経過しました。しかし依然として医療機関からの届け出の管理責任者は、ほぼ院長です。看護師、薬剤師、臨床検査技師等々の医療関係者、あるいは事務の方が中心に、こぞって講習会を受講していただきたいと思います。

　本書の目的の1つは、本来は、どなたかが実質的な管理者として、ここで挙げるような項目について、一度は見直しをすべきだということを知っていただくことです。委託する処理業者を単に価格面だけから決定せずに、内容、処理の仕方、対応等までを検討して決めて欲しいのです。

　多くの施設では、現在の処理業者で円滑に廃棄物処理をされていると思います。しかし、機会を見て見直しなり、疑問の点、不満のある点の改善を実施すべきです。

　当時の日本医師会の田島知行廃棄物担当常任理事は、常任理事就任にあたり、不法投棄の被害を受けない腹案があるといわれました。それは、千葉県医師会で実施した方法でした。県医師会として、優良処理業者をチェックポイント方式で数社に絞り、県医師会会員に公表したのです。他県でも、郡市区医師会でこの後にご紹介する「優良処理業者選択のポイント」を実際に用い、この結果の優良業者を公表し、郡市区医師会内の会員に薦めるという試みを実施している例があります。

　処理業者の選択では、収集運搬は積替え・一時保管の許可の有無、収集運搬と中間処理の関

係などを聞くことが重要です。医療機関の中間処理は焼却がほとんどです。しかし、感染性廃棄物処理に対する処理業者の姿勢、処理に対する考え方等々、処理業者の方式で良いのかを検討し、2から3業者に絞り、チェックリストなどを利用して候補を絞ります。価格面では相見積もりを取り、現地視察をすべきです。営業で紹介を受けた内容と現場に違いがないか、収集運搬であるなら回収車の装備、台数の照合、中間処理では施設と能力の確認、そして社員の応対、仕事ぶり等々を知っておくことが、優良処理業者決定の上で重要です。

③発生する廃棄物すべてを調査

ほとんどの医療機関では、発生する廃棄物がどのようなものか調査を行っておりません。廃棄物の種類は、診療所であれば少ないので、すべて調査をしても作業量は多くはありません。感染性廃棄物については鋭利なもの、液状物、固形物程度の大まかな量を算出すれば良いでしょう。問題は感染性廃棄物以外の産業廃棄物、特管産廃です。どのようなものがあるか、すべて調査し、爆発性、引火性、毒性などを明記します。特に引火性には、十分に注意し、色別などとしてください。

発生の季節変動等まで把握できるなら、保管スペースの予測も可能になります。

病院であれば、鋭利なものは、針専用容器と通常のプラ容器など種類が増えてきます。特に、検査関係の特管産廃の試薬や病理検査関係の薬品・試薬等は、分類上、感染性廃棄物以外となり、特管産廃、産業廃棄物などの廃棄物の分類となります。その中の種類等を調査し、その性状、取り扱い上の注意などを確認し、一覧表として整理します。この作業には、処理業者の助けが必要です。

④処理計画・管理

廃棄物調査が終了すると、調査結果からその医療機関の廃棄物処理の数量、パターン、特徴が明らかになります。これにより処理計画の立案が可能になります。

規模に応じて、診療所であれば、感染性廃棄物は分別無しで、通常月に1～2回の回収など定期にするか、満杯になりそうになって連絡を入れて回収するかなど、効率を考えて行うことになります。

病院であれば、感染性廃棄物、特管産廃、産業廃棄物、業務上一般廃棄物等、廃棄物の種類と各発生量によって回収間隔が異なってきます。廃棄物の種類の数にもよりますが、感染性廃棄物以外の中間処理の実施状況も許可証などと処理業者の業務内容などで異なってきます。なお、回収の仕方によって、費用削減が可能です。医療機関の保管スペースと保管量、そして処理業者の回収回数から最適解を求めます。

⑤-1　WDS（廃棄物データシート）作成

上記のデータをまとめたものがWDS（Waste Data Sheet；廃棄物データシートの略）であり、排出事業者が処理業者に提供すべき廃棄物特有の情報のことです。WDSの項目に参考のシートを示してあります。実際には、特殊なものを除いては、品名、その単位などを提供することで十分です。

⑤-2　情報共有

⑤-3の規定ですと、契約前のみの情報提供となります。契約以降のWDSは、医療機関から処理業者に渡されません。この矛盾を改めるため法改正により、契約書に、廃棄物処理法上の法令で規定する条項が加えられました。

医療機関で、新たな廃棄物の追加があれば、その都度、医療機関はWDSを収集運搬処理業者、中間処理業者に伝えることが追加され、この伝達方法を契約書の条項に記載しなければ

なりません。守らないと委託基準違反で、3年以下の懲役、もしくは、300万円以下の罰金、または併科（両方）となります。ただし、法令の規定が、分かりづらく、排出事業者の医療機関ばかりか、処理業者もほとんど知らず、活用されていません。

　このWDSを医療機関と処理業者の両者が持つことで、情報共有及び透明性が可能になります。

⑤-3　契約前に情報を文書で提出

　契約前に、排出予定の感染性廃棄物を含む特別管理産業廃棄物の情報は、契約以前に、文書で、委託予定の処理業者に提出することが必要です。

　法令上は、排出事業者は「特管産廃の運搬又は処分若しくは再生を委託しようとする者（委託予定の処理業者）に対し、『あらかじめ（契約前に）、委託しようとする感染性廃棄物を含む、特管産廃の種類、数量、性状、その他環境省令で定める事項（荷姿など）を文書（WDS；廃棄物データシートなど）で通知すること』」と規定されています（廃棄物処理法施行令第6条第1項）。この1項が、特管産廃のみの委託基準としてあります。この他の委託基準は産業廃棄物も感染性廃棄物を含む特管産廃も同じです。なお、冒頭に紹介した産婦人科の医師が逮捕された例は、この文書の提出を怠っていたという違反です。

⑥業の許可確認（業の種類・事業の範囲）

　処理業者として、候補を挙げると同時に許可証の写しで、「業の許可」の確認を行います。

　感染性廃棄物については、許可の確認は、「特管産廃の収集運搬」、及び中間処理は、「特管産廃の処分」で行います。この際、重要なことは事業の範囲に「感染性廃棄物」の字句が入っているかどうかです。

　発生する廃棄物すべてを調査で、調べた試薬や薬品なりの種類が、許可の特管産廃、産業廃棄物に、記載されているかを、処理業者の逐一の説明と共に正確に確認してください。

⑦相見積り等　⑨文書による契約（二者間契約の原則、注意義務）

　優良処理業者候補を数社に絞り込み、相見積りをとります。その場合、不当に安い見積りが出たとします。安過ぎると感じた場合は、注意義務違反の候補になります。廃棄物処理法には、注意義務という項目があります。

　例えば、不当に安価な委託処理に依頼して、処理業者が不法投棄などの不適正処理を行った場合、その処理業者が、原状回復の費用負担ができない場合などは、委託者に措置命令などで、費用負担をする場合が出てきます。この場合は排出事業者のそれまでの処理委託や管理状況（マニフェスト管理が杜撰、処理費用等の契約不備等々）によっては責任を問われ、措置命令の対象となり、原状回復費用の負担をしなければならないことがあります。相見積りの時点で、安価過ぎる業者には注意が必要です。

⑧中間処理・滅菌法の選択、⑧-2　優良業者の選択

　医療機関が委託する廃棄物処理業者は、収集運搬処理業者と、焼却処理などを行う中間処理業者に分けられます。この2つの業の許可を一緒に取得している処理業者もいます。

　これらの処理業者の候補には、次項の優良処理業者の選択のポイントの詳細な解説に基づいて作成した各項目にチェックして回答してもらう方式で、具体的に処理方式をはじめ、価格、回収、廃棄物処理に対する姿勢、知識等々から優良な処理業者を絞り込み、委託処理業者候補を選択します。

⑨二者間の契約の原則、文書による二者間契約

　処理業者が絞られれば、次は処理業者との契約です。収集運搬・中間処理が同一業者であれば、1社との契約ですみます。同一業者でない場合は、別々に二者間で契約を結ぶことが原則です。

　講習会では、優良な処理業者の中でもリーダーシップを取られている立場の方から、「医療機関の方も処理業者の言うままではなく、詳細に説明もしているので、内容も十分理解した上で契約に望んで欲しい」と、公平な立場である講師から伝えてもらいたいと強く要望されています。契約の基本には、委託基準の6項目の内3つが含まれているほど重要です。

　契約は、「二者間契約の原則」で行います。かつては、医療機関の窓口となる収集運搬の処理業者が口頭で、この違反となる下請け的な三者間契約などを行っており、これをなくすために契約の委託基準として、「契約は書面にて行う」が設けられました。

　また、「排出事業者は、契約書及び添付の許可証の写しは、契約終了から5年間保存する」等の規定もあります。排出事業者が、処理業者に委託する部分であり、十分に内容等を確かめる必要があります。

　特に、近年のようにコロナや台風等で処理が円滑に行えない場合など不測の事態への処置まで想定して契約をしてください。収集運搬、中間処理と予備の業者との契約をしておくのも1つの方法です。

　ここまでが医療機関が廃棄物処理を行う際の「初期事項」です。

継続事項

　初期事項が終わり、これ以降は、医療機関に収集運搬の処理業者が感染性廃棄物などの回収のために、毎日なり週や月間隔で決めた日に、廃棄物の収集に来る、繰り返し日常的に行う事項ですので、継続事項と呼びます。

⑩契約書の5年保存

　契約書は、施行規則で、契約終了の日から、5年間保存が義務付けられております。この他に、処理業者の許可証の写し、あるいは、再委託などがあれば、これらの文書類も同様に保存します。

⑪マニフェストの交付と返送（照合・確認）

　廃棄物の適正処理の主体は、委託基準とマニフェスト制度にあります。

　特に不法投棄の防止が主な目的であるマニフェストは、伝票システムの応用で紙マニフェストと呼ばれています。現在はパソコンで、インターネット利用による電子マニフェストの普及に力を入れており、電子化率（普及率）は77.8％に達しています（2023（令和5）年5月現在）。

　原型の紙マニフェストの仕組みは、通常7枚1組のマニフェスト伝票（A票からE票）による制度（法令上は、産業廃棄物管理票制度）です。

　A票は交付（発行）した医療機関の控えになります。医療機関が交付したマニフェスト伝票を1つ処理が終わるごとにその日付と処理の主体、収集運搬業者、中間処理施設等が、それぞれ終了確認をした日付を入れて、医療機関に返送します。医療機関はその返送された伝票が届けば、各処理の終了を知ることができる仕組みです。

　医療機関に残されたマニフェストの照合確認欄に、各処理終了日付を記載します。

⑫廃棄物情報の提供・共有

　当初、特管産廃のみの委託基準では、「あらかじめ（契約前に）排出予定の廃棄物の種類、数量、性状、梱包、取り扱い上の注意など廃棄物データ（WDS）を文書で処理委託予定の処

理業者に、契約前に提出しなければならない」とされていました。

法改正によって契約書の法令記載事項として、産業廃棄物をはじめ、感染性廃棄物を含む特管産廃とすべての廃棄物について、新たな種類の廃棄物が発生の都度、WDSを処理業者に伝えると変わりました。ところがこのWDSに関連した法的記載事項の法改正の周知が十分なされておらず、処理業者にも、医療機関にも伝達不足で、せっかくの法改正の効果が出ておりません。その方法は、法令による契約書の記載事項として、契約に、新たな廃棄物が追加された際には、契約書の1項目として、「その情報の伝達方法を記載しなさい、例えば、『文書』、あるいは、『メール』等」というものです。分かりにくく、記載されている契約書を見たことがありません。是非活用して欲しいと思います。

今回、コロナの大流行によって、医療機関からのコロナ関連廃棄物情報が欲しいという処理業者からの要望が各所から出てきました。実際には、この改正の趣旨が伝わっていなかったという残念な結果でした。今後は、廃棄物情報の積極的な収集と提供、共有を心がけ、これが医療機関と処理業者との間の透明性に繋がるものであることを理解して、安全・安心な処理のためのWDSの作成と提供を目指すべきです。これは施行規則の規定であり、罰則があります。

⑬適正な分別と適切な容器

⑫に続くのがWDSに基づく、適正な分別と適切な容器の使用です。

本来、感染性廃棄物の廃棄は、単独で他の物の混入は、絶対的に許されません。滅菌のための中間処理は90%が焼却処理です。廃棄物の分類は中間処理の方法で決まります。焼却が中心であれば、感染性廃棄物においては、爆発性、引火性などがあるもの、すなわち特管産廃などの特に引火点の低い、特管廃油は、禁忌です。

専門的知識と経験から、廃棄物の取り扱い上の注意すべき点、性状、爆発性、毒性、引火点等々の情報を両者で共有して、廃棄物処理の安全確保を協力して励行すべきです。

⑭針刺し防止

現在、B型肝炎感染からの急性劇症肝炎発症による針刺し事故による死亡は、皆無です。それは、医療関係者のほぼ100%のB型ワクチン普及の効果です。ただし、針刺し事故自体は、決して皆無ではありません。針刺し事故のC型肝炎感染はやや増加傾向にあります。安全針の徹底とC型肝炎ワクチン開発が待たれます。

⑮情報共有・⑯透明性

情報共有と透明性については、すでに⑫廃棄物情報の提供・共有で説明済です。継続的事項として、医療機関と処理業者は単なる委託先の業者ではなく、廃棄物処理の良きパートナーであり、車の両輪の関係であるべきです。そのような意味からも、情報共有と透明性は重要です。

(2) 主なる感染性廃棄物適正処理

1) 優良処理業者の選択

①優良な処理業者選択の必要性

　医療機関は、感染性廃棄物等の処理に関して、より良い優良な処理業者をなぜ選択する必要があるのでしょうか。これは下記の2つの理由によります。

　　a）医療分野では、特別管理産業廃棄物管理責任者は、ほとんどが講習会未受講者であり、廃棄物処理法の基礎的知識、運用に疎いこと。

　　b）遵法した適正な廃棄物処理は、医療機関と処理業者のより良い連携が基本であること、のためです。

・チェックシートによる優良処理業者の選択

　優良処理業者の選択を5つの要因に分けて、チェック項目の設問を各要因10項ずつ、計50項目を用意しました。本来は、医療機関側が評価してチェックするものですが、内容的にもわかりにくいものもあり、実際には、処理業者に自己評価し、回答していただくという形を取っております。

　とはいえ望ましいのは、医療機関としてもわからない項目があれば飛ばしても、一応記入し、そして、医療機関側の評価の回答と、処理業者側の自己評価の回答とを突合して、評価を比べ、疑問点は尋ねて、処理業者を決めるという形をお勧めします。

　感染性廃棄物を含む特別管理産業廃棄物（特管産廃）は、爆発性、毒性、感染性など、人の健康に大きな影響を及ぼすため、近年、その規制は厳しいものとなっております。その一環として、特管産廃を排出する事業場に対して、講習会を受講し、修了した管理責任者を置くことがルールとして、廃棄物処理法の施行規則として定められています。

　ガソリンスタンドでも、メッキ工場でも、特管産廃を扱うならば、必ず講習会を受講し、修了試験に合格した管理責任者を1名、届け出ています（違反は、罰金30万円）。講習会を受講せずに資格を認められているのは、医療資格者だけです。認められているといえば聞こえは良いのですが、おそらく厚生省時代から、講習会を受け持つ外郭団体で、医療向けの感染性廃棄物を含んだテキストを作ることができなかったからだと思われます。または、医療資格者があまりにも多過ぎたからかもしれません。

・講習会未受講者には、本書の利用を

　感染事故がもとで、新たに感染性廃棄物を設置したのにもかかわらず、肝心の医療分野が講習会未受講であるのは、由々しき問題です。この重要な管理責任者が、新たな感染性廃棄物のことも、廃棄物処理法のことも、それ以前に、管理責任者の責務なども、講習会未受講ですから、全く知らず、廃棄物処理法施行規則で決められていたと知った時には、私は、ただただ驚くばかりでした。

　この事実が判明した時点で、私は自ら講習会を設置するべく、画策しました。管理責任者の講習会を担当する産業廃棄物処理振興センターにたどり着き、私自身で医療者のためのテキストを作成し、2年間掛けて2008（平成20）年、日本医師会と共催で「医療関係機関等を対象にした特別管理産業廃棄物管理責任者講習会」を発足させたのです。ところが管理責任者の講習会に、今更すべての講習会未受講者全員に受講してもらうことは難しく、未だ一部の方に留まっております。ということは、医師を含め、未受講者が大半であるという状態が続いているのです。

　ここで提案したいのが、本書の利用と優良処理業者の選択です。医療資格者は、管理責任者の資格をお持ちです。ですから本書の委託基準

とマニフェストの項目に目を通していただくだけで、事務面の廃棄物処理法の内容と実務の概略を知ることが可能です。

廃棄物処理法に遵法するという点では、何をどのような目的で処理するのかがわかれば、医療資格者は十分です。事務の方は本書で学んでいただき、もし、本格的に勉強するのであれば、管理責任者向けの講習会を受講し、資格を取得することをお勧めします。

・得意分野ごとに役割分担を

診療所では、通常、院長が届け出の管理責任者になっています。これはそのままでも良いのですが、院長の補佐をする方が必要です。それは、講習を受けた事務の方や、廃棄物の実務面では、分類、分別など現場の感染性廃棄物などについて本書を利用して、廃棄物の分類、その特徴などを理解してください。また、**看護師等であれば「感染性廃棄物」を、臨床検査技師、薬剤師等であれば「特別管理産業廃棄物」**など、得意分野を担当していただきたいと思います。

重要なことは、前述した「誤分類」を無くすことです。A. 感染性廃棄物を入れるプラ容器に一緒にしてはいけない廃棄物の分類、すなわち B. 特別管理産業廃棄物、C. 産業廃棄物の分類が異なる廃棄物は、決して入れないことであり、感染性廃棄物以外は、個別に廃棄を徹底することです。

その分類には、現在の医療機関で、どのような廃棄物があり、爆発性、引火性等があるか、液体か固体かなどの性状、取り扱いの注意事項などを前述の調査でリスト化します。これらを WDS（廃棄物データシート：Waste Data Sheet）と言います。

後の「第Ⅱ章 2. 感染性廃棄物の適正処理 (3) 排出の実務と危険の回避 1) 分類と分別、2) やってはいけない排出事例」で、具体例を図、写真などで示し、解説します。それらをわかりやす

い分類表にして、関係者で情報の共有を図り、感染性廃棄物のプラ容器に決して入れてはいけない引火性の高いもの、危険な組み合わせなどを周知徹底することが重要です。

これらの作業、周知徹底には、処理業者の経験と知識を提供してもらうなど、より良い連携を持つべきです。そして、廃棄物情報の透明化と共有化を図るべきです。

指摘したいのは、なぜ管理責任者としての知識を身につけ、あるいは資格を取るなどしているのに、優良処理業者を選択しなければいけないのかということです。それは、講習会に参加しても、講師は行政の方が主であり、自ら法令面が主となり、実務面についての講義がないことです。そして 1 日の講習会では、なかなかすべてを理解するのは難しいためです。

②優良処理業者を選び、サポートする

医療分野以外の他分野を見れば、施行規則で、前述の特別管理産業廃棄物を排出する事業場には、必ず講習を受けた管理責任者を置くとなっています。その責務を果たすために、講習会を受けています。他に何人も管理責任者がいるわけではありません。医療機関はどうでしょう？診療所などは、90％以上は講習会未受講の院長が管理責任者として、届け出ております。他の医療資格者がいても、ご自分の職務をこなしながら、教育の機会も無いのでは、「管理責任者」という意識を持つことはできません。これは危険な状態であり、誰も内容を伴う「管理責任者」ではないという状態です。

医療機関はガードが甘く、ほとんどの不法投棄事件には、医療機関が絡んでいます。だからこそ、真の優良な処理業者を選ぶことが重要です。そのためには、以下の優良処理業者選択のポイントとして、大きく 5 つの領域に分けて、候補になる処理業者を 2、3 選び、それぞれの業者に、各 10 項目の設問、計 50 項目に記入

してもらいます。そして面談をして、もし疑問点があれば、質問し、説明を良く聞いて、最終的には、実際の会社、現場を見学し、確認して判断することです。

処理業者には、医療機関に直接、廃棄物収集に来る収集運搬処理業者と、これを受けて、焼却などの中間処理を行う処理業者の2つの業があります。両方の業の許可を取っている処理業者もいます。その連携を見て、実際に両方の施設見学をすれば、安心して委託できるはずです。

・不法投棄を見逃さないために

不法投棄事件の被害者になった方々は、被害を受ける前に、十分見抜けたにもかかわらず、許可証などのチェックや、現地見学などのチェックポイントを十分に知らず、見過ごしていたといえます。

不法投棄をするケースは、倒産寸前の業者が多いのです。例えば、青森岩手県境の不法投棄の場合、両社とも業の許可はありました。しかし、埼玉から青森へ運搬し、安い価格でできるはずがありません。動物病院の例では、処理業者の許可証は、すでに更新時期を過ぎており、それも産業廃棄物の許可でした。この業者に340の医療機関が委託をしていたのです。誰も許可証を見ていません。その上、集めた感染性廃棄物は、コンテナに溜めて露見しました。他は、自宅の駐車場や他に放置しておりました。なぜそのようなことが起きたのか？ これは、「業の許可証の確認を怠った」というより、許可があること、確認することすら知らなかったということです。医療機関は、許可を持っていない、無許可の業者に委託したという大きな違反を犯したのです。読売新聞に5段抜きで報道されました。

無許可の営業も当然重大な違反です。両者とも重篤な違反で、委託基準でも、最も重い、罰金1,000万円以下、懲役5年未満のどちらか、または、両方と厳しい罰則となります。

それ以前に、処理施設を見学するといえば、2つのケース共、簡単にわかったことです。事件に巻き込まれる事例の多くは、「安い費用で！」の甘言に乗って、その会社の評判や、会社自体を調べもせず、見学もしない、ルーチンとして調べなければならないチェックポイントも知ろうともしていなかったためです。

③チェックリストによる優良業者選択の方法

優良業者が存在するかどうか、またそのような優良業者を選択できる絶対的な方策があろうはずがないと思われる方もおられるでしょう。より良き優良処理業者は、ただ待っていて向こうから来てくれるわけではありません。医療機関側が、真摯に排出事業者責任を果たすために、種々の疑問なりをぶつけることで、相手もそれに答え、調べ、年月をかけて信頼関係は増していくものです。

ここでは、より良き処理業者選択のための方策を大きく次の3項目で検討します。

第1は、優良処理業者選択の要因に関する検討です。個々の医療機関で行えるチェックリストによる具体的な設問に回答してもらうことで、より客観的な評価で、処理業者の比較が可能になります。

第2は、医師会単位での処理業者に関する情報収集・提供による推進です。日本医師会の傘下、都道府県医師会、郡市区医師会などの医師会単位での優良処理業者の選択のポイントを検討することは、その効果も大きく、直接会員の声を反映させることも可能です。ひとえに担当になった役員の熱意で大きく異なります。

私が日本医師会在職当時、最初の試みは、各都道府県医師会、郡市区医師会に廃棄物担当役員を置くことでした。現在は少なくとも全都道府県医師会、郡市区医師会に兼務であっても廃棄物担当役員が決まっています。この中には、以下に用いるチェックリスト方式を郡市区医師

会単位で実践し、これらの結果を郡市区医師会の会員に、すべて発表している医師会もありました。この評価を受けない処理業者は、この地区の医療機関とは、契約できないという厳しいものです。

第3は、その他の処理業者に関する情報収集手段の紹介、下記の優良処理業者認定制度です。

・優良産廃処理業者認定制度（環境省）

通常の許可基準よりも厳しい基準に適合した優良な産廃処理業者を、都道府県・政令市が審査して認定する制度です。「優良認定業者」と呼ばれ、免許は、7年間有効などの特典があります。2010（平成22）年度廃棄物処理法改正に基づいて創設され、改正法の施行日である2011（平成23）年4月1日より運用が開始されています。

・優良産廃処理業者認定制度；http://www.env.go.jp/recycle/waste/gsc/

○優良産廃処理業者ナビゲーションシステム（優良さんぱいナビ）（p.45コラム参照）
優良処理業者の認定処理業者を閲覧可能です。
http://www3.sanpainet.or.jp

○東京都では、「優良認定業者」は、「産廃エキスパート」、「産廃プロフェッショナル」とランクの異なる2種類が設けられています。許可更新は7年間になります。

・東京都環境局
https://www.kankyo.metro.tokyo.lg.jp/resource/industrial_waste/processor/recognition_system/

○都道府県・政令市によって、産業廃棄物処理業の許可、または産業廃棄物処理施設の設置許可を取り消された処理業者に関する情報を検索することができます。
（令和4年より、環境省から産廃情報ネット（下記サイト）産業廃棄物処理事業振興財団に移転されました。処理業者の許可が取り消されているかを知ることもできます。念のた

め、業者の業の許可証の有効を確認します。情報更新頻度は、月1回程度です）

○産業廃棄物処理業・処理施設許可取消処分情報
https://www2.sanpainet.or.jp/shobun/

④優良処理業者選択の要因に関する検討

・感染性廃棄物委託処理業者への委託

医療機関では、感染性廃棄物を院内処理できないため、外部の処理業者に委託し処理しています。そのために、いかに優良業者を選択していくかが重要となります。

1999（平成12）年度の法改正により、排出事業者責任の強化の一環で、排出事業者に廃棄物処理の最終処分（埋立終了）の確認までが医療機関の責務となり、より責任が大きくなりました。具体的には、マニフェスト伝票E票の確認義務までが、排出事業者である医療機関の責務となりました。

今後も、医療機関の排出事業者責任の強化は、強まっていくことが予想されます。管理責任者は、講習会未受講というハンディもあり、これらに対抗することは、現在の医師会の廃棄物に関する知見では、脱炭素社会に対しても、対応していくことの困難さが予想されます。そのような観点からも、外部へのアンテナを張り巡らす優良業者の選択は、重要な要因と考えます。

優良業者を選び、正しい委託契約を結び、委託による処理を行うにあたっては、一方的に委託業者に依存するのではなく、医療機関と業者の両者の二人三脚が求められます。良き関係を保ち、良きパートナーとして安全に廃棄物を処理していくことが強く望まれます。

廃棄物処理法では、排出事業者、すなわち医療機関は、「産業廃棄物を運搬または処理を委託する場合は、その産業廃棄物について発生から最終処分が終了するまでの一連の行程における処理が適正に行われるために必要な措置を講ずるように努めなければならない」と明記され

ています。

　処理業者の選択では、往々にして許可証の写しによる確認を怠り、委託費用の検討に集中しがちです。費用も重要な要因ですが、費用を優先し、単に地区での平均的価格より安いからなど、安易な選定は避けるようにしましょう。法律、政令、施行規則等に規定されている処理基準、委託基準や、実際の業者の経営状態、管理能力、処理施設等および処理方法、そしてその能力、さらには従業員の教育・研修、緊急時の対応等々の要因と、それに支払う費用に見合った内容を適確にとらえて総合的な評価をくだし、業者の選定をすることが理想的です。

　医療機関の責務は、近年、特に重いものとなっており、業者に委託し、それから先はお任せというわけにはいきません。医療機関側からみれば、排出事業者責任遂行の鍵は、できる限り優良業者を選び、委託処理を依頼することから始まるといえます。しかし、優良業者を選び出せたとしても、それはゴールではありません。優良な業者を選択することは、委託契約締結のスタートです。より良き関係を継続するに価する優良業者を選び、自らの排出者責任を自覚し、それを実践していく努力を払わなければなりません。

　次のチェックリストによる方法で、医療機関に合った、良き処理業者を選ばれることを期待します。なお、設問は、収集運搬と中間処理と共通、または選択で使用していただく形です。

・優良業者選択５つの要因とポイント

　優良業者選択の要因を５つに分けて、そのポイントを述べます。

　５つの要因については、本文の末尾に、一覧性の評価可能なチェックシートとしてまとめてあります（図表Ⅱ-4～図表Ⅱ-9 参照）。

　このチェックシートを利用して、優良処理業者候補に自己評価の形で記載してもらいます。

　医療機関も優良処理業者候補に対して、評価をし、これを比較して、採点をします。絶対評価はできないまでも、各要素について比較することは可能で、複数の候補から、絞り込みができます。また同時に、５つの要因について、期待している要因、優良処理業者候補の得手不得手の要因などがより明らかになります。

　５つの要因は、1. 法的要因、2. 物的要因、3. 財政的要因、4. 人的要因、5. 情報的要因として考えました。そして、それぞれの要因の内容、要素と言える事項を挙げていきます。

　要因ごとの各設問を見ていただければ、具体的な内容はおわかりいただけると思います。

　このチェックシートを利用して、優良処理業者候補に自己評価の形で記入していただきます。医療機関も優良処理業者候補に対して、評価をし、これを比較して採点します。絶対評価はできませんが、各要素について比較することは可能で、複数の候補から絞り込むことができます。また同時に、５つの要因について、期待している要因、優良処理業者候補の得手不得手の要因などがより明らかになります。医療機関で、お気づきの項目を追加して、その評価を比較するのも良いでしょう。

第１の要因：A：法的要因

a．許可を得ている委託業者であること

・処理業者選定には、委託業者の法的要件が満たされていることが大前提です。チェック表項目では、★印が付されている箇所はすべて、法令規定項目であり、該当しなければなりません。◎重要項目、○望ましい項目です。該当すれば同じマークを、しなければ×を付けます（図表Ⅱ-9-3）。

・パンフレット、会社案内、ホームページ等の資料で情報を得て、最終的には許可証により、委託を予定している処理業者が、医療機関が排出予定の廃棄物の処理を行う許可を得てい

るかどうかを確認することになります。収集　　運搬業者、中間処理業者の両者の確認が必要

図表Ⅱ-4　優良処理業者選択のための基本チェックシート　A：法的要因

A　法的要因

＊	1	業に対する許可証コピー；廃棄物処理法等の項目（許可、事業の範囲、許可条件等）の提示と説明　［収集運搬にあっては、予定中間処理施設の許可証の提示はあったか？］※	★
＊	2	委託基準についての説明と提示があったか？	◎
＊	3	法令では、排出する予定の感染性廃棄物に対し、排出事業者が規定された事項をあらかじめ文書で通知しなければならないことの説明があり、それを求められたか？（仕様書、安全データシート等の記載）	★
＊	4	契約書関係法令で規定の契約書に、記載が必要な事項、添付必要書類等の説明があったか？併せて、再委託、処理困難通知等についての具体的な説明があったか？	◎
＊	5	排出者事業者責任についての説明はあったか？　他に、再委託、処理困難通知等の説明は？	◎
＊	6	委託する廃棄物について、その分別（特管産廃を感染性廃棄物プラ容器に入れる危険）、保管、収集運搬、処分（中間処理、最終処分）等の説明があったか？	○
＊	7	過去に行政処分、指導を受けていないか？	◎
＊	8	違反に対する認識があり、罰則についても知識があるか？	◎
＊	9	いくつかの法的規定について、法的知識があり、正しい解釈ができているか？そしてそれを守って実際の処理ができるか？（契約外の廃棄物の扱い、マニフェストの返送等々）	◎
＊	10	環境省「廃棄物処理法に基づく感染性廃棄物処理マニュアル」について、十分な理解ができているか？マニュアルに基づく廃棄物処理の実際ができるか？　改正に対応できているか？	◎

図表Ⅱ-5　優良処理業者選択のための基本チェックシート　B：物的要因

B　物的要因

＊	1	会社が実在するか、事務所等は実在するか？（法人登記簿抄本〔全部事項〕と会社概要の説明）	◎
＊	2	会社案内はあるか？（事業所等の記載があるもの、HPは？）	◎
＊	3	担当者は、名刺を持参したか？	◎
＊	4	固定電話・FAX, メール、その他のネット等の通信設備は設置されており、電話は実際にかけてでるか？	◎
＊	5	適正な車輌を適当台数を所有しているか？（保有台数と運転者数、運搬量等の矛盾はないか？　働き方改革の基準を遵守しているか？）	◎
	6	収集運搬については、その最終目的地の所在地［中間処理施設］の提示はあったか？　※：以下、委託基準	★
	7	収集運搬で最終目的地が、他都道府県・政令市にある時、始点から終点の両点の許可があるか？　（許可証コピー添付）※	★
	8	中間処理、処分では、その所在地、処理方法、処理能力の提示があったか？　　許可証と一致しているか？	★
	9	最終処分場所在地等の確認はとれたか？（中間処理業者と最終処分業者契約書コピー）　※注1：価格等は抹消してよい。	★
	10	最終処分場のスペースは、将来的にも確保されているか？	○

です。

・これは先の例のような事件に巻き込まれないためにも、慎重に自治体に直接連絡をし、許可の確認を行うならば確かです。

b．遵法できる処理委託業者の選択

・選択した処理業者は、医療機関に対しても、廃棄物処理法を理解して指導ができ、お互いに安心して、安全な処理を望める関係が必要です。

・環境省の感染性廃棄物処理マニュアルについても、適切な理解と判断力を持っていることが望まれます。以下、各要因に示すチェックシートに逐一回答を記入します。

第2の要因：B：物的要因

物的要因は、会社の実態を知ることから始めます。先のパンフレット等の処理会社の提示資料と実際の会社の建物・土地等、中間処理であれば、設備と処理能力等、一致しているかをチェックします。

・運搬車両や中間処理設備、最終処分場の所有、処理の実際など物的要因については、実際に

現地に赴き、確かめることが非常に重要です。

・主な確認事項には、例えば、会社の所在、①会社、事務所等の存在。②会社案内の有無。③担当者の名刺の有無。④電話・メール、その他 Net 等の整備・FAX 等の通信設備の設置、通話の確認。⑤会社概要と実際の一致。⑥その他（関連処理会社との関係、住民の反対等）。

第3の要因：C：財政的要因

a．各種経営指標のチェック

・財務事情として、経営指標まで調べるのかと疑問をお持ちの方もいらっしゃるかもしれません。しかし医療機関からの委託を受ける処理業者の懐が、安定していないようでは、安心して委託することはできません。不法投棄のほとんどは、財政的に窮地に追い込まれた結果、不法投棄に走っています。粉飾をしている場合もあり、難しい点も多々あります。しかし、自治体の不法投棄Gメンは、キャッシュフローを見れば大体わかるそうです。単純に考えれば、不法投棄をし

図表Ⅱ-6　優良処理業者選択のための基本チェックシート　Ｃ：財務的要因

C 財政的要因

＊	1	料金表、料金算定表等はあるか？	◎
＊	2	価格は、経営状態、業務の実際から見て、適正か？	◎
＊	3	見積書の提出があり、納得のいく説明があったか？	◎
＊	4	納税証明書、貸借対照表、損益計算書等の過去3年分のコピーの提示	◎
＊	5	業を営む上での経営状態は？：経営内容は安定しているか？	◎
	6	資本金、売上高、自己資本率等上記財務諸表の主なる指標は健全か？　業務実績とは、矛盾がないか？	◎
	7	過去3年間に亘り、利益を計上？（赤字がないか？ 過大な利益は？）	◎
	8	廃棄物保管量（取扱い量）に応じた処分・管理費用を留保しているか？	○
	9	環境保険、協会の相互扶助等へ加入しているか？	○
	10	次の設備投資等への備えで、拡大再生産費用までを確保しているか？	○

ていれば経営効率が良過ぎるはずです。一方、
経営状況が悪化していれば、不法投棄に走る
危険性が大きくなります。

・比較的、客観的に知ることのできる経営能力
部分として、損益計算書（P/L）、貸借対照
表（B/S）などの財務諸表や、納税関係書
類により経営能力をチェックすることが可能
です。これにより今後とも処理を委託して良
い業者かどうかを判断することができます。

・理想的には、企業として利潤を生み出し、次
の設備投資などへの備えとして、拡大再生産
費用まで確保できている企業です。先の優良
認定処理事業者の認定制度では、これらの財
務諸表の公開が条件の1つです。

b．安定性

自己資本比率（%）：貸借対照表より（自己
資本／総資本）× 100（%）

処理業では 10%以上が望ましいです。一般
企業では 30%以上が優良とされています。

c．健全性

・借入金依存度（%）：貸借対照表より（借入
金／総資本）× 100（%）

全体の資本に対する借入金の割合をみるもの
で、低いほど優良とされています。

・流動比率（%）：貸借対照表より（流動資産
／流動負債）× 100（%）

流動資産は、現金・預金等の現金化しやす
い資産で、流動負債という1年以内に返済
する負債に対する割合でみます。一般には
200%、すなわち2倍の余裕があることが望
ましいです。

・負債構成比率（%）：貸借対照表より（負債
合計／負債および資本合計）× 100（%）

一般では 60%以下が優良とされています。
自己資本比率と足して 100%になる数値です
（自己資本比率とのチェックのために求めま
す）。

d．収益性

・売上高経常利益率（%）：損益計算書より（経
常利益／売上高）× 100（%）

経常利益は営業利益から、受取利息や支払
利息を差し引いたもので、売上高に占める割
合をみています。5%以上、理想的には 10%
以上が優良です。

・総合的経営状態の把握

個々の指標も重要ですが、業者の経営内容、
設備施設までを含め、総合的経営状況も重要
です。

各指標に不自然な点、疑問点があれば、そ
の説明を直接受けます。総合的な判断が必要
です。

・総資本経常利益率（%）；損益計算書より、
経常利益、貸借対照表より総資本

総資本経常利益率（%）＝（経常利益／総
資本）× 100 ＝（経常利益／売上高）×（売
上高／総資本）× 100 ＝（売上高経常利益
率×総資本回転率）× 100

総資本は負債と資本の合計です。他人に借
りたお金と、自分の出したお金すべてを合わ
せたものです。総資本でどれだけの利益を得
たかをみたものです。

売上高経常利益率と総資本回転率に分けら
れ、前者は、前述した収益性をみるもので、
後者の総資本回転率は、総資本を経営で効率
よく用いているかをみるものです。

総資本経常利益率が悪くなっていれば、収
益が落ちているか、効率が悪くなっていると
いえます。7%以上が優良です。

・財務諸表の開示

前述した環境省による優良業者評価事業が
2011（平成 23）年4月1日より運用を開始し、
要件の1つにインターネット等により財務諸
表の開示をしている業者も増えてきています。

現状としては、これらの財務諸表の内容分
析以前に、情報開示すらできない委託処理業

者も多いのが事実です。環境省の優良業者評価基準では、情報公開するだけで"優良"と評価しています。しかし、開示しただけで優良とはいえません。経営内容そのもので評価すべきと考えます。

・価格面の検討

　優良業者選択の重要な財政的要因の1つに、感染性廃棄物等の処理価格そのものの問題があります。現在でも、廃棄物の適正処理価格は？　という議論は絶えません。少なくとも価格体系表が明示され、価格が妥当で、見積書が提示され、明確な説明が必要です。診療報酬として適正価格の決定が中医協での俎上に上り、議論されましたが、地域差が大きく、決定には至らなかったようです。

　一方、価格面で少しでも安くならないか、という点も重要な要素です。

　実際は、業者側にとって標準的な価格であった場合でも、それぞれの医療機関での種々の要因によってその設定が異なってきます。それは、①医療機関の規模、②排出される感染性廃棄物等の内容、量、環境等、③分別の度合い、④医療機関からの収集運搬にかかるコスト、例えば、収集運搬業者から離れている、あるいは、道路が狭くて大きな車では入れないなど、さまざまな要素で異なってきます。

　例えば仮に、20リットル容器の場合、料金を2,500円～4,000円とするならば料金の内訳は、容器代が18％、収集運搬費用が27％、処分費用（中間処理、最終処分）が40％、マニフェスト代が15％と想定されます（地域差もあり、処理業者の形態、規模でも異なります）。

　収集運搬、マニフェストの費用は、排出量の少ない診療所の場合の単価は当然高くなります。集中して排出する病院なら、固定費用は下がってきます。数量に依存する変動費的なものにしても、量が増えれば1個当たりは安くなり、価格は一定ではなくなります。し

D 人的要因

＊	1	社員および車両運転者は何人いるか？ （役員、従業員の社会保険または雇用保険番号リストなど社員の証明）	◎
＊	2	従業員が常駐しているか？ 働き方改革に対応しているか？	◎
＊	3	経営者が企業として、優秀人材の確保に常に努め、それを育成するという真摯な姿勢を持っているか？	◎
＊	4	社員の教育・研修に力を注ぎ、経常的に行っているか？ （研修台帳などの提示）	○
	5	業免許の有資格者は何人いるか？日本産業廃棄物処理振興センター許可取得講習会受講（修了証コピーの提示）⇒ 法令で規定された業免許取得講習会	◎
	6	日本医師会特別管理産業廃棄物管理責任者講習会、感染性廃棄物安全処理推進者養成講座受講等（受講者票または修了証コピーの提示）	◎
	7	日廃振、全産連、日環衛生センター、協会その他講習会の受講（産業廃棄物処理委託契約実務講習、同収集運搬車両運転者講習（修了証コピー等提示）	○
＊	8	管理組織図、職務分掌規定等が整備されているか？ （例：緊急時、作業の安全防止、業務遂行等）	○
＊	9	社員は、制服、制帽またはヘルメットを着用しているか？	◎
＊	10	作業にあたっては、手袋、マスク等を着用、十分な感染対策をしているか？	◎

たがって、相対的に診療所は割高になります。

　不当に安価であることを知っていながら委託した場合は、措置命令等を業者が受け、あるいは、業者が不法投棄で倒産などした場合は、注意義務違反で事業者側に原状復帰の措置費用を負わされることも考えられるので注意が必要です。

第4の要因：D：人的要因

　人的要因としては、経営者の感染性廃棄物安全処理に対する基本的姿勢が重要です。

a．経営者の姿勢

・「企業は人なり」といわれるように、優秀な設備が揃えられていても、社長から直接の担当者、作業要員に至る一人一人が安全第一を旨としているか、その姿勢が大切な要素です。

・経営者の姿勢を反映するものであり、トップが人員の教育・研修に力を注ぎ、優秀な人材を確保し育てようとしているか、安全をより重視しているか等の姿勢によります。

・今後は、働き方改革の一環として、労働時間、運送面でも健全な運用に対応が求められます。

・人的要因は重要な要因です。排出事業者は、ぜひ委託業者経営者と直接面談をして、選択すべきです。

第5の要因：E：情報的要因

a．情報的要因は、企業の安全性、効率化の指標、企業の業務体制

・企業が安全性、効率化を目指すならば、当然のことながら情報の活用が必要不可欠です。

・企業の業務体制から情報的要因として重要なものは、次の4点が考えられます。

①マニフェスト等管理体制の徹底

②各種業務マニュアルの整備運用

③緊急時マニュアル整備運用、緊急時連絡体制

④処理業務標準・効率化

b．情報システムの確立が、排出事業者と委託

表Ⅱ-8　優良処理業者選択のための基本チェックシート　E：情報的要因

E　情報的要因

＊	1	マニフェスト制度徹底のためのシステムおよびマニュアルが整備されているか？　　マニフェスト管理者はいるか？	◎
＊	2	電子マニフェストを導入しているか？廃棄物容器のトレーサビリティシステムを導入しているか？	○
＊	3	円滑かつ安全を考慮した業務遂行のための各種業務マニュアルが整備され、実際に運用されているか？	○
＊	4	医療関係機関から積極的に委託される廃棄物に関する情報を収集、交換をしているか？	○
＊	5	分別、保管などの処理に、適切なアドバイスを医療関係機関に行っているか？	○
	6	会社ホームページを開設しているか？	○
	7	作業日報等の情報伝達・報告等の報告チェックシステムが整備され、健全に運用されているか？	○
	8	円滑に処理業務を行う上に必要な法的書類（契約書、帳簿、マニフェスト管理票等綴りなど）は、整備され、法令で定める期間、保存されているか？	★
	9	緊急時連絡体制、緊急時マニュアルが整備・徹底されているか？	◎
	10	ＩＳＯ14000シリーズ認証への目標等を設けているか？	○

優良処理業者選択のための基本チェックシート 結果表（％）

結果表

結　果　（％：該当回答マーク別数／該当回答項目数）	★廃棄物処理法等の項目	★	／5	
	◎重要項目	◎	／27	
	○望ましい要件の項目	○	／14	資料等
	該当しない項目	―	／4	総計
合　　計		合計	／50	

1. ＊印は、排出事業者が、直接答えを求め、必要に応じ資料、コピーを受取る。（右側に資料等の受取チェック欄がある。）
2. 全５０項目を用意したが、あくまで参考で、適宜必要に応じ取捨選択する。
3. マークの右欄に実施していれば、同じマークを記入。実施していなければ×を記入。排出事業者と業者で回答が異なる場合もある。
4. 事業者に説明する処理業者の種類により、該当項目が異なる場合がある。他の業者は、直接接している業者から記入を依頼する。
5. 収集運搬業者以外の中間処理業者、最終処理業者のチェック欄は省略してある。中間処理業者については、能力の確認が重要である。
6. 集計：★印は、1つでも欠けていたら、直ちに対処が必要。その他は、該当回答数で夫々のマーク数を割り、％で求める。
7. 評価は、◎：60％以上　良または優良、30～59％　普通、30％未満　再検討　など
　　　　　○：60％以上　良または優良、30～59％　普通、30％未満　再検討　など
8. 個々の項目、他の要素、面談、現地視察など総合的に判断する。

業者の健全な協調関係へ

・情報の開示

　優良業者の選択にあたっては、処理業者の情報開示が大前提となります。財務諸表についても開示がなければ、現段階では主な経営指標を知るどころか、赤字かどうかもわかりません。

・社員数、車輌数もしかりです。今後は、会社案内、ホームページ等をはじめ積極的な情報開示を行い、排出事業者と処理業者の溝を埋める必要があります。良きパートナーの関係を創る第一歩となります。

　排出事業者から委託された廃棄物に関する情報を積極的に収集しているか？

　分別・保管など処理に関して、適切なアドバイスを排出事業者に行っているか？

　以上のように両者のより良き関係が生まれ、より良きパートナーへの発展が最も理想です。

⑤医師会単位でのチェックシートの活用

　優良業者の選択の要因についての注意事項、期待する医療機関の対応等に解説を加えてきました。

　そして、それらに続くものとして、優良処理業者選択のポイントとして、5つの選択要因に分けて、簡易的なチェックシートとし、設問を設け、回答を求め、最後に評価を試みました（図表Ⅱ-9）。

　実際に実施するには、納得・同意を含めた準備や、処理業者の協力等が必要となります。しかし実際に、ある郡市区医師会では、医師会としてこのチェックシートを取り入れ、これを受け入れない処理業者には、医師会の医療機関では委託をしないという方式に踏み切っているところもあります。

　主に診療所等で担当者の判断、主観でも行えることを想定して述べました。

　現状は残念ながらこれらのチェックシート項目の要求に比べ、処理業者側の情報の開示が遅れ、対応のレベルは低いといえます。必然的に排出事業者である医療機関とこれを受ける委託処理業者側と意思の疎通は欠けており、結果として、信頼関係が希薄となる一因となっています。

　現状では医療機関の側もまた、これらの選択のための要求ポイントの理解不足が多いです。この点、現段階では、まだ医療機関が個々で選

択を行うことは難しい点が多いといえます。本チェックシートを利用して業者を選択することで、旧態依然としていた排出事業者と処理業者のこれまでの関係から脱却する良い機会と捉えていただきたいと思います。

また、先の両者がより良きパートナーとしての信頼関係を築くためにも、この高い要求水準は感染性廃棄物処理業者に対する１つの目標と考えています。今回用意した50項目のチェックシートはかなり要求の高い点も含まれており、処理業者側への努力目標といえる部分もあります。当然これは医療機関にもいえることです。

⑥今後のチェックシートの活用について

本チェックシートを使えば、数社に依頼して、医療機関側もわかる範囲でチェックをすると、その数社間の比較が容易になります。また、医療機関側が期待するところの要因、その中の設問なりのチェックも可能になり、より希望する処理業者の選択がしやすくなります。

初めて処理業者を選択するという機会は、なかなかありません。途中で、現在の処理業者に対してもチェックを依頼し、医療機関の評価と比べて、改善点を示すなど工夫して、処理業者と医療機関とのより良い関係の継続を期待します。医療機関にあっては、チェック方式を実際に実施するには、納得・同意を含めた準備や、処理業者の協力・拒否の壁も予想されます。

ちなみに、さる郡市区医師会で実施している際の一番人気があり、委託希望数が多い業者は、評価Ａクラスではなく、評価Ｂクラスの処理業者であったそうです。

今後の情勢を見ても、排出事業者責任については、ますます強化されていくと推測されます。廃棄物に関する遅れを取り戻そうとする医療機関と優良な処理業者は、対等の立場で、パートナーであるという原点に立ち返り、正しいアドバイスを得て、お互い切磋琢磨して、緊張感を

持った関係で廃棄物適正処理を目指していただきたいと考えます。

２）委託基準

①委託基準6項目のポイント

委託処理の主軸をなす委託基準の内容は、医療機関が優良な処理業者を選択し、契約を締結して、適正処理を開始するという重要な初期事項です。

委託基準の説明は、下記の6項目に沿って行います。

■ **委託基準6項目**

ⅰ）許可ある処理業者に委託する。必ず「許可証」で業の許可を確認。
　　感染性廃棄物の許可の確認
　　※事業の範囲の「特別管理産業廃棄物の種類」に「感染性廃棄物」が含まれていることを必ず確認する。

ⅱ）契約は書面で行う。

ⅲ）二者間契約。医療機関は、収集運搬業者、処分業者と個々に契約する。同一なら1契約。

ⅳ）医療機関は、発生する廃棄物の情報を委託予定処理業者へ契約前に文書（WDSを含む）で通知する（感染性廃棄物を含む特別管理産業廃棄物のみの規定）。

ⅴ）契約書記載事項には、一部法令で規定の事項がいくつかある。特に廃棄物情報は、医療機関は、新たな廃棄物が発生の都度、廃棄物情報を処理業者に提供しなければならない。

ⅵ）契約書は、許可証の写しと共に、契約終了後、5年間保存する。

ⅰ）許可ある処理業者に委託

1970（昭和45）年、廃棄物処理法は大改正が行われ、新たに「産業廃棄物」の概念が生れました。現在では1年間で約4億トンという

膨大な排出量となっています。

　廃棄物を排出して処理を委託するには、処理自体が専門化してきております。処理業者には専門的知識、技術を求め、処理業の許可を持っている業者に委託する制度となっており、廃棄物の種類ごとに許可を取得するという制度です。

　例えば、産業廃棄物でいうならば、その内訳は20種類の品目数があります。これらを許可申請の際に明記し、許可証の事業の範囲にも示します。したがって、排出事業者である医療機関は、処理委託業者を選ぶ際には、許可証、またはその写しで、必ずご自分の医療機関から委託する予定の廃棄物の種類が、許可証に記載されているかどうかを正確に確かめなければなりません。

　特に、感染性廃棄物の許可は、特別管理産業廃棄物で取得します。その事業の範囲に**「感染性廃棄物」**の字句が明記されていなければなりません。

　これらは、些細なことのようですが、排出事業者責任として、医療機関がやらなければならない重要な事項です。

a．業の許可の種類
・業の許可の確認

　廃棄物の委託処理は、委託を依頼する医療機関と処理業者の契約の締結から始まります。それには、医療機関は、まず優良な処理業者を選び、同時に、廃棄物についての処理業務の委託のための業の許可証の確認をしなければなりません。具体的には産業廃棄物、及び感染性廃棄物については、特別管理産業廃棄物の許可の事業の範囲に「感染性廃棄物」の字句の確認が必要です。

　廃棄物のわかりにくい点ですが、「感染性廃棄物」という1つの独立した許可はありません。そのため、感染性廃棄物の委託処理を依頼するための許可の確認としては、感染性廃棄物のコー

スがあるわけではありません。処理業者は、「特別管理産業廃棄物」で許可を取り、「事業の範囲」の「特別管理産業廃棄物の種類」に、「感染性廃棄物」の品目を記載すれば取り扱いが可能です。

　これは「感染性産業廃棄物」は、特別管理産業廃棄物の5項目の中の1項目であるからです。正しくは、「特別管理産業廃棄物の種類」に、「4.感染性産業廃棄物」があり、「特別管理一般廃棄物の種類」に、「8.感染性一般廃棄物」があります。実際の取り扱いでは、感染性廃棄物は、感染性産業廃棄物と感染性一般廃棄物を区別しての扱いはなく、一緒の扱いです。通常、排出の際にも両方を一緒にして、「感染性廃棄物」として扱います。

　これらが、感染性廃棄物をわかりにくくしている点です。私自身、初心者の頃、誰に聞いても、産業廃棄物と特別管理産業・一般廃棄物を含め、感染性産業廃棄物、感染性一般廃棄物の関係は、明確に分からず、マニュアルにも、全く触れておらず、困りました。

　そして他でも触れましたが、ついでに一緒に覚えておくなら、法令の廃棄物処理法の施行令（政令）の別表では、「感染性産業廃棄物」も、「感染性一般廃棄物」も、医療関係機関等からのみ排出されるとしております。感染性廃棄物と付いていたら、「医療関係機関等」のみからしか排出されないことは、しっかりと覚えておいてください。

　実際には、特別管理産業廃棄物も、産業廃棄物も、医療関係機関等から排出されるので、この2つの許可も確認しておかなければなりません。その際には、事業の範囲に、各品目名が出てきます。医療機関で出す予定の品目があるか、この段階で確かめなければなりません。医療機関内で扱う品目の一覧表と合致しているか、確認が必要です。許可証に記載されていない種類なり品目を委託すれば、これは委託基準違反となり、厳しい罰則が適用されてしまいます。

　なお、一般廃棄物は、市町村が許可権者です。排出する場合は、これも確認が必要です。

　そして業の許可は、この廃棄物の種類ごとに、運搬業と処分業（中間処理、最終処分）に分かれます。処分業の許可を取れば、「中間処理」と「最終処分」のどちらでも処分を行えます。また、収集運搬と処分の許可の両方を取得することも可能です。

b．廃棄物処理業の許可の種類と確認

　許可について、廃棄物の流れでも出てきましたが、復習を兼ねて、再度確認してください。

収集運搬業
{
　　産業廃棄物・収集運搬業

　　特別管理産業廃棄物・収集運搬業

※収集運搬業：他に積替え・保管の有無が、都道府県・政令市の条例として別途あります。

処分業
（中間処理・
最終処分）
{
　　産業廃棄物・処分業（中間処理・最終処分）

　　特別管理産業廃棄物・処分業（中間処理・最終処分）

　処理業者がこれらの許可を取得するには、日本産業廃棄物処理振興センター（以下、JW センター）で規定の講習を受けて、修了試験に合格しなければなりません。その後、その修了証を添えて許可の申請を必要とする都道府県、または政令市に提出して許可を受けることができます。

　一般的には、処理会社の社長が自ら受講するケースが多くみられます。

　優良処理業者の選択の設問でも出てきたように、社としての評価は、社長の教育に懸ける熱意と行動です。学習の機会を設け、社員教育を徹底するなど地道な努力が、時間とともに効果

が現れますので、大いに期待しております。

　業の許可については、処理業者側から見ると、運搬業と処分業（中間処理、最終処分）の両方を取得することも可能です。しかし同じ人である必要はありません。社に1人許可を取得した人がいれば良いのです。通常、代表なり役員が受講します。

　契約は、運搬と処分の両方の許可を持った処理業者であれば、医療機関は二者間契約の原則からは外れず、一枚の契約書で運搬と処分の契約が可能です。

　感染性廃棄物については、前出の特別管理産業廃棄物の契約として締結し、業の範囲に「感染性廃棄物」の字句が入っているかどうかの確認が必要となります。

　許可を取る際にも、「事業の範囲」の「特別管理産業廃棄物の種類」で、「感染性廃棄物」の品目で許可を取ります。許可の確認が済めば、委託基準に決められたように、文書による契約が必要となってきます。

　契約は、許可が収集運搬業と処分業（中間処理、最終処分）との2つに分けられます。契約は、1つの業ごとに1社（者）以上と締結することになります。これは相手が替われば、複数社（者）との契約も可能です。

　運搬や中間処理を委託する会社、複数社と契約をしているということです。

　一方、処理会社が、運搬の許可も、処分（中間処理、最終処分）の許可も持っていれば、この1社（者）のみとの契約により、処理も可能です。災害の場合などを考えて、不測の事態のために複数の処理会社と、契約をしておくという配慮も必要です。いずれにしても、許可の確認、及び契約の各項目の確認は、重要事項です。

　医療機関側は、廃棄物の運搬又は処分を無許可業者に委託したとき（25条1項6号）、処理業者側は、無許可営業（法第25条第1項第1号）で、罰則は最も厳しく、5年以下の懲役若しく

は、1千万円以下の罰金又は併科（両方）となっております。記憶に留めておいてください。

ｃ．許可証の見本

許可証の見本を挙げておきます（次頁図表Ⅱ-10）。

3）契約

ⅱ）契約は書面で

優良処理業者として、収集運搬や中間処理の業者が決定し、許可の確認も済めば、委託基準に決められたように、文書による契約が必要となります。

契約で重要なことは、まず、書面による契約、そして、誰と誰との契約が必要かということ、これは、廃棄物処理については、過去の良くない慣習の脱却などから、収集運搬業者と中間処理業者と、それぞれ個別に二者間契約の原則厳守、そしてこれに伴う業の許可証の確認と写しの添付等、さらに法改正によって、契約書の法令による記載事項が規定されました。

これには、基本的な、価格、数量等の他に、意外に知られていない、感染性廃棄物を含む特別管理産業廃棄物については、前出のあらかじめ契約前に文書で、廃棄物の情報を委託予定処理業者に知らせることのみであったものが、この法令改正による契約書記載事項の追加で、産業廃棄物を含む、全廃棄物について、排出事業者である医療機関は、原則、廃棄物追加の都度、処理業者に情報を伝えなければなりません。

契約書事項としては、その伝達手段、例えば、「文書で」、あるいは、「メールで」等を契約書に記載しなければなりません。しかし、これが記載された契約書は、まだ見たことがありません。ということは、せっかく良い法改正が行われたにもかかわらず、励行されていないのではと推察します。良い運用を図るように、医療機関でも、一定期間ごとに、追加の感染性廃棄物、他の廃棄物の品名、性状等を処理業者に伝え、情報交換すべきです。

基本は、契約は許可が収集運搬業と、処分業の2つに分けられます。処理業者が、運搬業と処分業の両方の許可を取得していれば、1枚の契約書で済みます。ところが、処理業者が、運搬なり、処分なり、1つの資格であれば、それぞれの処理の許可を取得している処理業者と個々に契約を締結しなければなりません。これが二者間契約の原則です。

過去には、運搬業者が窓口となって、料金的にも内容的にも、運搬業者の都合の良い処分業者を決めていました。「信用のおける良い処分業者をご紹介します。」の一言で、運搬業者が取り仕切る形が長年取られていたようです。これが書面による契約になり、「料金」、「処分業者」を明記しなければならなくなり、運搬業者が処分業者を一種の下請け業者的に扱うことはできなくなり、書面による契約の導入と伴に排除されることになりました。

ⅲ）二者間契約の原則

・医療機関Ａが、処理業者Ｂ（運搬業の許可あり）と契約すれば、ＡとＢの二者間契約です。次に、医療機関Ａが、処理業者Ｃ（処分業の許可あり）と契約すれば、ＡとＣの二者間契約となります。結果、医療機関Ａは、運搬業者Ｂ、処分業者Ｃとそれぞれ1対1の二者間契約ができました。これが原則です。

医療機関から見て、医療機関がまず一者です。それに対して、運搬業一者とで契約したので、まず運搬業者との二者間契約、次に、医療機関一者と、処分業一者とで、契約したので、処分業者との二者間契約、これで、運搬業者と処分業者の各二者間契約が成立です。

契約書は、2枚となります。医療機関Ａは、主体性を持って、各二者と契約しました。医

様式第十三号の二（第十条の十四関係）　　　令和　　年　　月　　日　　　　　　　　　　　　号

許可番号　第　　　　　　号

特別管理産業廃棄物収集運搬業許可証

住　所　　　　　　　　　　　　　　　　　　　　

氏　名　　　　　　　　　　　　　　　

許可証確認用

優良

廃棄物の処理及び清掃に関する法律　第14条の4第1項　の許可を受けた者であることを証する。

東京都知事　　小池百合子

許可の年月日　　令和　2年　　月　　日

許可の有効年月日　令和　9年　　月　　日

「許可の有効年月日」の確認

優良業者は、許可の更新5年が7年

1　事業の範囲

　1.事業の範囲
　(1) 業の区分
　　　収集・運搬（積替え保管を除く）
　(2) 特別管理産業廃棄物の種類
　　　① 廃油（揮発油類、灯油類、軽油類）
　　　② 廃酸（ph2.0以下のもの）
　　　③ 廃アルカリ（ph12.5以上のもの）
　　　④ 感染性廃棄物
　　　⑤ 特定有害産業廃棄物
　　　　ア．金属等を含む廃棄物（裏面別表；略）

「感染性廃棄物」の記載を確認

2　積替え保管施設

　　　＊＊＊＊＊＊＊＊＊＊＊＊＊＊＊＊＊＊＊＊＊＊＊＊＊

3　許可の条件

　　　「廃棄物の処理及び清掃に関する法律」、「都民の健康と安全を確保する環境に関する条例」及びその他の関係法令を遵守すること。

4　許可の更新・変更の状況
　　　平成　5年　　月　　日　新規許可
　　　令和　2年　　月　　日　更新許可　第5回

5　積替え許可の有無　　　　無

「許可」更新回数が分かります

6　規則第10条の12第2項の規定による許可証の提出の有無　無

（裏面あり）

廃廃エキスパート

都認定番号：　　　　　　　　
（認定は感染性産業廃棄物）

東京都

このマークは東京都の優良認定事業者のマークです。

図表Ⅱ-10　感染性廃棄物の許可証見本

療機関Aは、過去のように、運搬処理業B が連れてきた処分業Cと三者で契約はしません。

・処理業者Bが運搬業の許可あり、処分業の許可もあり、医療機関Aと契約すれば、これはAとB二者間契約です。契約書は、1枚となります。

　困るのは、昔のように、運搬業Bが処理業者の代表として調整するかのように見せかけ、医療機関Aと馴染みの無い処分業に替わり処分価格まで仕切り、それも口頭で契約をする場合です。

　処分業者は医療機関に直接営業するといっても、なかなか医療機関の院長には会うことができず、院長も突然、焼却の話をされても困ります。そのために運搬業者が間に入ってコーディネートをしていたともいえるでしょう。過去の運搬業者が悪いかのような表現になってしまいましたが、かつてはこのよう形もあったということです。当然現在は、運搬業者が処分業者を紹介はしますが、あくまでも契約は医療機関と運搬業者、医療機関と処分業者のそれぞれ二者間の契約になっています。

・三者間契約は違法

　運搬業者Bが自分にとって都合の良い処分業者を使いたいのはやむを得ないことですが、別々に契約されるのは困ります。そこで運搬業者Bは、医療機関Aに対して、処分業者Cと一緒に、三者そろって契約するという形がでてきます。これは、二者間契約ではなく、三者間契約となり、違法です。

・二者間契約にならない例：処分業が下請けの形

　過去には書面もなく、口頭で医療機関Aと運搬業者Bの二者間契約をする中で、「処分はCが良いので、この処分業者にします」の一言で、価格も明らかではありませんでした。処分業者Cの顔も見ないような契約は認められません。すべてではありませんが、このような処分業者を運搬業者の下請け業者的に扱った形は二者間契約とは言えず、これも違法です。

　医療機関が廃棄物の処理と、排出事業者責任

■ワンポイントアドバイス：メンテナンス及び不測の事態に対する備え

　近年は、地球温暖化の影響で、未曽有の豪雨などの被害も起きております。廃棄物処理の処分施設が、台風の被害で水没したということも起こり、また火災なども起きています。

　処分等の契約は、契約書の契約事項にも入れるべきですが、不測の事態が起きた場合は別途紹介を受けるなどしなければなりません。運搬処理業者が、当初から、対処している場合が多いと思います。それは、中間処理業者のほとんどは、焼却施設ですので、メンテンナンスが毎年など一定期間で起こります。規模にもよりますが、2週間か、1カ月以内ぐらいとしても、通常の施設を使えない期間の代替的な処分業の処理業者を予め決めて、医療機関と契約しておきます。それには、事前に運搬処理業者、通常の処分業者とも話し合い、合意を取っておきます。これが決まっていれば、いざという災害の時にも利用可能です。災害を考えると、運搬処理業者も同様に、探してもらい契約をしておけば、慌てません。なお、処理困難通知の際にも、リスクマネジメントの一環として、有効な一法です。そして、運搬業、処分業についても、実地の見学はしておくべきです。言っていることと、実際と大きな違いはないか、社の内部の雰囲気など、百聞は一見にしかず、です。

を果たしながら、それでいて安価で効率良く、順法してと、お考えであれば、処理業者の選択と適正な価格での契約は重要です。

■二者間契約の趣旨

契約書様式例⇒下記、全国産業資源循環連合会の HP 及び東京都の HP 参照

全国産業資源循環連合会作成、契約書標準様式ひな形（PDF）

http://kuma-sanpai.or.jp/wp-content/uploads/b359c2e29206b298863a4f57d9fc8678.pdf

全国の処理業者の大部分の方々は、この様式を用いています。しかし医療機関の方々もぜひ契約書の項目の説明を受けて、どのような内容のものかを十分に理解してください。これは重要な排出事業者責任の 1 つです。

全国産業資源循環連合会（以下、全産連）の過去の契約書様式では、重要な法令記載項目の 1 つである「最終運搬目的地」が欠落していました。後述する契約書の廃棄物処理法で規定する記載項目についてチェックをしていて気付きました。セミナーで注意を促すと共に、同時にさる処理業者の契約書の控え何百枚かを確認しましたが、当然、欠如した状態でした。2003 年以前の契約書はすべてこの項目が欠如されたままでした。全国で多数使用されており、貴医療機関が 20 年以上更新を繰り返している場合には、確認が必要です。覚書等で、追加をする必要があります。

東京都の HP には、各契約書、廃棄物データシートなどの記入用様式があります。

https://www.kankyo.metro.tokyo.lg.jp/resource/industrial_waste/on_waste/keiyakusyo.html （記入例もあり、参照してください）

iv）感染性廃棄物を含む特管産廃は排出する内容を委託予定処理業者へ契約前に文書で通知

感染性廃棄物を含む特別管理産業廃棄物のみの委託基準です。産業廃棄物と特別管理産業廃棄物の委託基準は、この 1 項のみが異なり他は、すべて共通です。

排出事業者は、「特別管理産業廃棄物の運搬又は処分若しくは再生を委託しようとする者（委託予定の処理業者）に対し、あらかじめ（契約前に）、委託しようとする特別管理産業廃棄物の種類、数量、性状、その他の環境省令で定める事項（荷姿など）を文書（WDS：廃棄物データシートなどでも良い）で通知すること」（廃棄物処理法施行令第 6 条の 6）となっています。実際には、ほとんど守られておらず、感染性廃棄物については、ほぼ医療機関では同じような感染性廃棄物が排出されているため、処理業者が代わって WDS を用意して契約書に添付するケースが多いといえます。

たとえ処理業者があらかじめの文書を用意していたとしても、廃棄物処理法では法律、政令と省令（施行規則）で、このような規定があることは承知しておいてください。そして、許可証の写しと共に、あらかじめ、排出予定の感染性廃棄物、特別管理産業廃棄物の種類他を、委託予定の処理業者に契約前に文書で伝えなければなりません。処理業者は、必ず、運搬業と処分業の両方です。文書に替えて、WDS の形式でも可能です。そして、後に契約書に添付しておいてください。これによって、処理業者は、特別管理産業廃棄物、感染性廃棄物の処理が、自社で可能なものかどうかの判断並びに、見積りなどの検討が可能になります。

しかし、これでは契約前の感染性廃棄物を含む、特別管理産業廃棄物しかわかりません。その後の使用した廃棄物の情報がないことに気づき、法の改正で、途中から次の v ）が追加され

ました。ⅴ）は、廃棄物の情報ばかりではなく、委託契約全般にわたります。しかしこれも、医療関係機関等も処理業者も含めて、ほとんど知られていません。

この内容は、契約書の重要項目の全般にわたっており、収集運搬、処分と共通とに分かれており、大変重要な事項です。次の項目で、条文例を挙げて解説します。

ⅴ）契約書記載事項には、一部法令で規定の事項

前項ⅳ）の規定では、感染性廃棄物を含む、特別管理産業廃棄物については、どのような廃棄物を排出するか、契約前に委託予定処理業者に文書で、一度だけ提出するものでした。この方法では、契約以降の新たな感染性廃棄物ほか、特別管理産業廃棄物に関する情報提供は皆無となります。

このため 2006（平成 18）年に廃棄物処理法を改正、法令で規定する契約書の記載事項をいくつか施行規則として追加しました。この 1 つ

に、この特別管理産業廃棄物の情報に関することがあります。契約前の文書で伝達した以降の情報の伝達については、契約前に限らず、新たな廃棄物が発生した場合にはその都度、医療機関は、速やかに処理業者に情報提供をするという 1 項を追加しました。契約書に法令記載事項 6. として、この新たな情報を伝達する手段、方法等を、例えば「文書」、「メール」、「FAX」等の方法を契約書に記載するとなっています。

この記載の仕方がわかりにくく、徹底されておらず、効果がでておりません。

特別管理産業廃棄物のみでなく、産業廃棄物も含み、廃棄物全体に関する事項ですので、励行するべきで、要注意です。

今回の新型コロナウイルス感染症大流行の際に、処理業者から医療機関への情報提供が求められました。このため 2020（令和 2）年 3 月開催した有害・医療廃棄物研究会第 27 回研修会で環境省の寺西制氏が参加し、田中勝会長の要請で、急遽、コロナのテーマに変更され、資

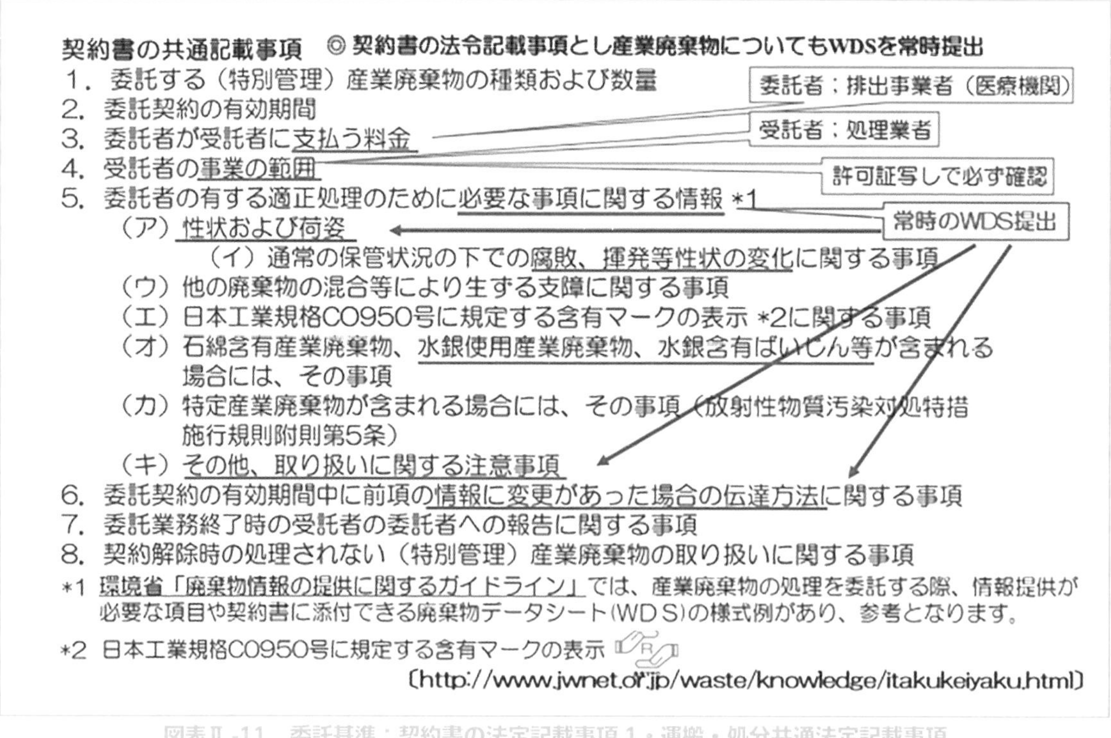

契約書の共通記載事項　◎ 契約書の法令記載事項とし産業廃棄物についてもWDSを常時提出
1. 委託する（特別管理）産業廃棄物の種類および数量　　委託者：排出事業者（医療機関）
2. 委託契約の有効期間
3. 委託者が受託者に支払う料金　　受託者：処理業者
4. 受託者の事業の範囲
5. 委託者の有する適正処理のために必要な事項に関する情報 *1　　許可証写しで必ず確認
　（ア）性状および荷姿　　常時のWDS提出
　　　　（イ）通常の保管状況の下での腐敗、揮発等性状の変化に関する事項
　（ウ）他の廃棄物の混合等により生ずる支障に関する事項
　（エ）日本工業規格CO950号に規定する含有マークの表示 *2に関する事項
　（オ）石綿含有産業廃棄物、水銀使用産業廃棄物、水銀含有ばいじん等が含まれる場合には、その事項
　（カ）特定産業廃棄物が含まれる場合には、その事項（放射性物質汚染対処特措施行規則附則第5条）
　（キ）その他、取り扱いに関する注意事項
6. 委託契約の有効期間中に前項の情報に変更があった場合の伝達方法に関する事項
7. 委託業務終了時の受託者の委託者への報告に関する事項
8. 契約解除時の処理されない（特別管理）産業廃棄物の取り扱いに関する事項
*1 環境省「廃棄物情報の提供に関するガイドライン」では、産業廃棄物の処理を委託する際、情報提供が必要な項目や契約書に添付できる廃棄物データシート（WDS）の様式例があり、参考となります。
*2 日本工業規格CO950号に規定する含有マークの表示
〔http://www.jwnet.or.jp/waste/knowledge/itakukeiyaku.html〕

図表Ⅱ-11　委託基準：契約書の法定記載事項 1・運搬・処分共通法定記載事項

料を用意しました。医療機関はこの改正の内容を入手できないので、処理業者の方が教えてあげない限りは知りません。処理業者もこの改正の意味するところは、理解不十分であったようです。

　書面による契約の中で、法定記載事項は、基本的事項も多数あり特に重要です。図表Ⅱ-11には、すべて目を通して、法改正で追加された、「常時のWDS提出」かつ内容についても理解して、契約書を確認してください。契約書にその項目が漏れていれば、その時点で委託基準違反となります。覚書等で追加することをお勧めします。

　法的記載事項は、収集運搬委託契約書と処分委託契約書の2種類で内容が異なります。法定記載事項は、両者共通項目が8項目（図表Ⅱ-11）、収集運搬用のみ必要なものが3項目、処分用のみ必要なものが2項目あります（図表Ⅱ-12）。

　図表Ⅱ-12では、収集運搬と処分共通事項として、契約書の中でも重要な事項である廃棄物

の特別管理産業廃棄物であるか、産業廃棄物であるかの種類、数量、支払う料金、そして許可証に記載されている事業の範囲などを明記しなければ、契約書として有効ではなく、委託基準違反となってしまいます。

　そして医療機関も、処理業者もあまりご存じない排出事業者からの廃棄物の情報提供に関する規定があります。重要な項目としては、前出の委託基準6項目の3番目にある廃棄物の情報（WDS）に関するものを補完する条項です。従来からの契約書の例示だけではなく、具体的に項目を挙げ、再確認しているともいえます。

　処理業者の協会からも、以前から強く望まれております。今回改めて、この法令で規定の事項を見る限りは契約書も処理業者任せではなく、逐一目を通して、内容を把握し、理解するべきであると、改めて強く認識しました。

ⅵ）契約書は許可証の写しと共に、契約終了後5年間保存

　契約を締結したならば、排出事業者はその写

運搬委託契約書の記載事項
1．運搬の最終目的地の所在地
2．（積替保管をする場合には）積替えまたは保管の場所の所在地、保管できる産業廃棄物の種類、保管上限に関する事項
3．（安定型産業廃棄物の場合には）積替えまたは保管の場所において、他の廃棄物と混合することの許否等に関する事項

処分委託契約書の記載事項
1．処分または再生の場所の所在地、処分または再生の方法および処理能力
2．最終処分の場所の所在地、最終処分の方法および処理能力

契約書の確認の重要性
　委託者；事業者（医療機関）は、契約書の最低限の項目については、必ず確認しておいてください。記載項目の一部は、施行規則で規定されています。契約は貴重な証拠です。
　例えば、許可証の写しで許可品目、事業の範囲等、必ず感染性廃棄物の言葉が入っているか、収集運搬の契約であれば、処理業者名、所在地、運搬の最終目的地の所在地、積替え保管の有無。中間処理の契約であれば、中間処理施設の所在地と処理方法、能力など。ご自分の医療機関の廃棄物が、どこでどう処理されているか、十分理解していることが肝要です。
　過去に全国で大部分使っていた契約書の雛形（ひながた）の様式に先の最終目的地の所在地が抜けていました。これは重要な項目で、何かの時は委託基準違反を問われかねません。
　長年、契約の自動更新をしていたため、この被害を受けているこの契約書を多数見つけました。必ず、1年に一度、確認をし、また許可証の更新にも注意を払うべきです。

図表Ⅱ-12　書面による契約；契約書の法令記載事項2・運搬　処分

しと処理業者の許可証の写しを契約終了の日から５年間保存しなければなりません。これは処理業者側への規定はありません（委託基準契約書等保存廃棄物処理法施行令第６条の二五）。

この保存義務を違反すると、罰則は委託基準違反として、懲役３年以下、もしくは罰金300万円以内、またはその併科と厳しいものとなっています。

先の契約前にあらかじめ、渡したはずです。この文書も添付して、保管するようにしておくと良いでしょう。

②複数の都道府県をまたがり運搬する場合に確認する許可証と契約

通常、感染性廃棄物の処理は、同一都道府県内で行われるものが多いです。しかし、もし複数の都道府県にまたがり中間処理を行う場合には、運搬業者、中間処理業者の許可については、排出事業者が許可証を確認し、必要な契約をしなければなりません。

過去に、郡市区医師会で30を超える医療機関が違反となっており、新聞で報道されました（環境省、廃棄物処理法に基づく感染性廃棄物処理マニュアル令和４年６月p.24参照）。

原則、収集運搬については、廃棄物の荷積地（医療機関から廃棄物を搬送のために、運搬業者が積み込む場所）、これには排出する医療機関の所在の都道府県、あるいは政令市の運搬の許可が必要です。そして、都道府県をまたがり、運搬し、廃棄物を降ろす、荷降地（運搬先で廃棄物を降ろす場所。通常、中間処理施設）、すなわち、最終目的の中間処理施設所在の都道府県、または政令市の運搬の許可も必要です。そして、排出事業者の医療機関は、その中間処理業者の処分業の許可も確認の上、中間処理業者と事前に契約を締結しておく必要があります。これらは契約書としても、記載しておかなければなりません。

ただし、途中に通過する都道府県等についての許可は不要です。特殊な事情がない限りは、医療機関所在の都道府県内での収集運搬、中間処理業者に処理を委託することをお勧めします。

③注意義務

委託基準とは異なりますが、廃棄物処理法では、主として委託処理を依頼した処理業者が不法投棄などの不適正処理を行った場合には、排出事業者のそれまでの処理委託状況によっては、何らかの責任を問われることがあります。

処理業者が倒産などで原状復帰ができないなどになれば、排出事業者に投棄現場の廃棄物除去、原状回復に必要な措置命令が出される場合も起こります。青森・岩手の不法投棄が良い例です。

排出事業者としては、このようなことに巻き込まれないためには、平素からどのような注意をしておけば良いのかについて触れます。

委託基準に沿って適正処理を行っている限りは、通常、心配は無用です。これは、委託している処理業者の評判、処理費が不当に安価など、評判の悪い処理業者は、排除しようとするものです。先述した優良処理業者の選択を参考にして、数社の業務内容を比べ、悪い噂はないか、不当に安価であるなどの評判も参考にしてください。前述の優良処理業者選択のシートにより候補を選べば、このような問題を起こす処理業者を選ぶ危険は避けられます。

これらを避けるには収集運搬業者だけでなく、中間処理施設を実地に確認するなどを怠らないことが確実です。また不適正処理が行われる可能性を知った際、あるいは疑問が出た際には、処理委託や廃棄物の引渡しを中止し、現状の廃棄物の状況を確認することです（法第19条の6第2号参照）。

その他の委託基準、契約関係

④再委託

委託基準では、再委託は認められていません。再委託とは、現在契約している処理業者が、何らかの事情で、自社で処理できず、他の処理業者に委託をすることです。法第14条第16項で、運搬、あるいは処分の他業者への再委託は禁止されています。

現在の委託処理は、許可ある処理業者に事前に書面で契約をして、初めて可能になります。例えば、焼却炉が壊れるなどがあった場合、焼却炉の定期点検で一定期間、中間処理を他所に替えなければならないなどの条件を前提として、再委託が認められる場合があります。これは、収集運搬業者であれば、運搬用のトラックが急な故障、事故で動かない、あるいは、焼却等の中間処理業者が、炉のメンテナンスで、一定期間使用できないなどがあった場合です。

排出事業者である医療機関の書面による承諾が必要となっております。その書面には、下記事項の記載が必要です。

①委託した産業廃棄物の種類及び数量
②受託者の氏名または名称、住所及び許可番号
③承諾の年月日
④再受託者の氏名または名称、住所及び許可番号

注意しなければならないのは、規定では「排出事業者の承諾書を要する」となっており、医療機関側が書面を出すことになっています。しかし通常の常識からみても、委託契約を締結しているにもかかわらず、処理業者側が契約を履行できないのであるから、できない側が、できない理由を記載して、再委託の願いを医療機関に提出すべきと解釈します。再委託を依頼するのは、処理業者側であり、順序が違います。受け取る規定に合致した承諾書（案）を添えて、承諾を受けるべきです。依頼無しの承諾などあ

りえません。何ら申し出もないのに、承諾を出すのは常識的にもおかしいです。現在の形式ですと再委託は、医療機関が望んでいるように解釈されてしまいます。原則、再委託は禁止ですので、慎重に対処すべきです。

処理業者は、運搬と処分があり、それぞれ当事者の処理業者側から依頼文書をもらい、そこに承諾書案を添付して、医療機関が、依頼に応じて承諾書を出す形を原則にしてください。これらの文書類は、5年間保存しなければなりません。規定にはありませんが、医療機関側も、依頼文書とともに、承諾書の写しを5年間保存しておいたほうが良いでしょう。

⑤処理困難通知

2010（平成22）年の法改正により、処理困難通知という、緊急事態への対応方法が新たに加わりました。中間処理業者が施設の破損・事故、あるいは、廃業・倒産、欠格要件の該当などにより、「もはや自分で適正に処理することは無理だ」と排出事業者に対して宣言するものです。「処理困難通知」と言われており、これ以上の処理業の継続をギブアップする際に、医療機関等の排出事業者に対して、その通知をすることが義務化されました。

・処理困難通知を受け取ったら

処理業者から、正確かつ迅速に委託している廃棄物の状況の報告を受け、代わりに処理可能な対応をしなければなりません。

ⅰ）拡大防止：自社から出る新たな廃棄物の処理委託は速やかに停止します。

ⅱ）現状把握：既に委託している廃棄物で、未処理のものがないかを確認します。そして、前出の中間処理施設のメンテンナンス期間の代替として、予備に契約している中間処理施設などに依頼するのが最も確実です。それ以外では、中間処理施設などその

処理業者から代替の処理業者の紹介を受ける、あるいは、収集運搬処理業者から紹介を受けるなど、再委託の基準に準じて、廃棄物処理が滞ることなく処理します。その際には、マニフェストとの対応にも注意して、確認します。新たな処理業者であれば、すべて契約が伴いますので、注意してください。

ⅲ）提出期限：30日以内に、措置内容等状況報告書を都道府県知事、あるいは政令市長に提出しなければなりません。

4）マニフェスト
①マニフェストによって変わった廃棄物処理

主な法令ルールとしては、前出の委託基準とこの産業廃棄物管理票（マニフェスト）制度（以下、マニフェスト）の2つが挙げられます。

新たに産業廃棄物を設けた廃棄物処理法では、現状、委託による処理に頼らざるを得ません。初めて廃棄物処理を始める際に、いくつかの守らなくてはいけない法令ルールがあります。これが「委託基準」と呼ばれるもので6項目ありました。

最初に行うのが「初期事項」です。「委託基準」が該当します。感染性廃棄物などを排出する度に行う委託の管理の1つの方法が、マニフェスト制度（正式には、産業廃棄物管理票制度）という伝票を利用したシステムです。これは廃棄物を排出するごとに行うので「継続事項」と呼びます。この「初期事項」と「継続事項」は、本書で、筆者が実際の廃棄物の管理上、理解しやすいように便宜的につけた名称です。

「委託基準」は委託処理の根幹をなす事項が盛り込まれています。ほとんどの医療機関では、すでに初期事項の契約は済まされているはずです。契約や、委託の際のルールなど、法令が中心です。管理責任者として一通りお読みいただき、その仕組みを理解してください。

継続事項のマニフェストについては、不法投棄防止のための手段です。複写伝票を廃棄物と一緒に、医療機関が交付をして、後は処理業者を経由、処理が1つ終わると処理日を入れた1枚の伝票が医療機関に返送されてきます。これにより医療機関は、処理の終了を確認できます。廃棄物処理に沿って解説します。実際の医療機関では一定期間ごとに廃棄物を排出するために運搬業者にきてもらい、廃棄物と一緒にマニフェストを交付します。現実には、すでに委託先の処理業者が用意して持参する場合が多いと推察します。

ここでは、紙の伝票で説明します。実際には、現在は電子マニフェストも用いられています。

②マニフェスト制度の概要
・マニフェストとは

1992（平成4）年、廃棄物処理法が改正され、特別管理廃棄物（産業・一般）が新設されました。その翌年1993（平成5）年、排出事業者責任拡充の一環として、「産業廃棄物管理票制度」（マニフェスト制度）が試験的に試みられ、特別管理産業廃棄物、その中の1項目であった感染性廃棄物についても明文化されました。

マニフェスト制度の「マニフェスト（manifest）」は英語です。船舶やトラックなどで運搬される「積荷目録」のことです。日本のマニフェスト制度は、アメリカの有害廃棄物管理制度を参考に導入されました。一方、選挙の際に政党が掲げる政権公約という意味で使われマニフェスト（manifesto）という言葉は、「宣言（書）・声明（書）」という意味で、ラテン語が語源で、イタリア語になったものです。

試行5年後の1998（平成10）年に、産業廃棄物管理票は、読んで字のごとく、産業廃棄物全体に拡大され、マニフェスト制度は、全廃棄物に義務化されました。また同年、同時に電子マニフェスト制度も実施が開始され、今日に

至っております。

このようにマニフェストは、1995年当初始められたものは、紙の伝票システムであり、「紙マニフェスト」（略称：紙マ、カミマ）と呼ばれています。マニフェストの義務化と同時に、インターネットを利用したいわゆる電子マニフェスト（EMS：Electronic Manifest System、略称：電マ、デンマ）も運用が開始されました。

なお、2001（平成13）年には、それまで6枚綴りであったマニフェストは、E票（最終処分終了票）を追加し7枚になりました。排出事業者責任として、医療機関には、最終処分まで確認することが義務付けられました。

紙マニフェストでマニフェストの仕組みを解説し、後に電子マニフェストのメリット、デメリットについても解説します。

・マニフェストの目的

マニフェストの目的は、「不法投棄の防止」に尽きます。

廃棄物の処理が専門化して、専門の処理業者に委託せざるを得ません。そのためには優良処理業者の選択が重要になりました。私の思いは、医療機関が不法投棄に遭って欲しくないということです。廃棄物を一度でも担当されれば、マニフェストの仕組みは知ることができます。

ここでは、医療廃棄物には馴染みのない方にも、その目的が不法投棄の防止にあるので、仕組み自体は単純なので、十分理解して欲しいと思います。

医療機関の日常業務が多忙を極め面倒だからと、処理業者任せが習慣化していないでしょうか？　単純な仕組みではありますが、医療機関が排出事業者責任として、自分の身を守るという姿勢は崩さないでください。そしてマニフェストの運用と、すでに学んだ委託基準によって、廃棄物処理が円滑かつ適正に行われることを期待します。

③廃棄物とマニフェストの流れ

・廃棄物の運搬開始とマニフェストの交付

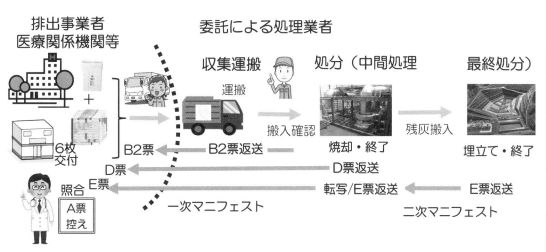

図表Ⅱ-13　感染性廃棄物とマニフェストの仕組み

前ページの図表II-13に従い、説明します。医療機関が行う内容は、点線の左側部分です。

マニフェストのA票は、運搬業者のサイン（フルネーム）を貰い、控えを医療機関に残します。通常「A票控え」と呼びます。実際は、A票は医療機関の「マニフェストの台帳」です。それは、A票の右下の照合欄に、後に他のマニフェスト伝票が返送されてきたときに、ここに返送の日付を記載するからです。日付欄が埋まらなければ、排出した廃棄物は、処理は終了したことになりません。

医療機関から感染性廃棄物なり、廃棄物を処理業者に排出する際には、A票控えにサインの後、他の6枚のセットを運搬業者に、搬出する感染性廃棄物などと共に渡します。これを「マニフェストの交付」と呼びます。交付者は、排出事業者である医療機関です。

・中間処理施設に運搬・搬入確認

運搬業者は、託された廃棄物と残りの6枚のマニフェスト伝票を、次の中間処理施設に、焼却のために運搬します。到着したら、運搬業者は、マニフェストと廃棄物を中間処理施設で、確認してもらいます。確認を受ければ、任務完了です。中間処理施設で、マニフェストにサインと日付を記載してもらいます。そしてB2票を医療機関に返送します。これが医療機関に対する運搬終了の報告となります。医療機関では、A票の控えと返送されたB2票の内容を照合します。そして照合欄に返送の日付を記載します。B2票の返送期間は、産業廃棄物90日、特別管理産業廃棄物60日です。マニフェストの返送の期間は規定されており、E票は、交付から180日以内です。

マニフェストの返送の一覧は、⑦マニフェスト返送時の確認・マニフェスト返送期間を参照してください。

・中間処理（焼却）・終了

中間処理施設では運ばれてきた廃棄物を焼却します。焼却が終わると、D票を医療機関に返送します。これが中間処理（焼却）です。なぜ中間処理というかというと、処分という業の許可には、焼却などの中間処理と、その後の処分としての埋め立てという最終処分があるためです。最終処分の前ですので、中間処理といいます。

・残灰を最終処分（埋立）へ搬入

中間処理により残灰が残ります。残灰は中間処理業者が運搬業者に依頼して、最終処分場に搬入します。なお、この際のマニフェストは、中間処理業者が排出事業者として、新たにマニフェストを交付します。これを二次マニフェストと呼びます。

医療機関が交付し、中間処理業者が預かっているものは、一次マニフェストのE票です。

・最終処分（埋立）終了

中間処理業者から最終処分業者に、感染性廃棄物であれば、その残灰が、中間処理業者が交付した二次マニフェストE票と共に運ばれてきます。最終処分業者は、この残灰を管理型最終処分場に埋め立てます。

埋め立てが終了すると、最終処分業者は、二次マニフェストの最終処分終了のE票を、中間処理業者に戻します。

中間処理業者は、最終処分終了の二次マニフェストE票の戻りを先の一次マニフェストE票に転記し、これを医療機関に返送します。

一次マニフェストE票が医療機関に返送され、A票の照合確認欄に最終処分日を記載すると、一連の廃棄物の処理が終了となります。

主な流れを図表II-13に示します。医療機関にはA票控えと、返送されてきたB2票、D票、E票が残ります。これが揃えば、排出事業者である医療機関は、中間処理と最終処分の終了が

確認できたわけです。

　なお、医療機関は返送された一連のマニフェストをその到着から5年間の保存義務があります。

　紙マニフェストの場合、医療機関は当該年度4月1日より翌年3月31日までのマニフェストの交付状況を6月30日までに都道府県知事、または政令市長まで報告する義務があります。

　医療機関のみを示しましたが、実際には、処理を実施した処理業者も、マニフェスト控えを必ず保管しており、二重、三重のチェックが行われています。

　例えば、医療機関から廃棄物とマニフェストを受けた運搬業者は、医療機関から中間処理施設までの運搬の処理を行います。運搬が終了したら、マニフェスト伝票に中間処理業者のサインと処理日を記載してもらい、医療機関にB2票を返送します。そして手元にはB1票（搬送控え）が残ります。焼却が終了してD票が医療機関に送られると、手元にはC1票（焼却処理控え）が送られてきます。関わった処理については、必ず関わった人が互いに保証人として、証明できる仕組みになっております。

　医療機関は、この伝票の返送を見て、運搬処理終了を確認できるのです。それと同時に、処理業者もこの伝票の写しを1部、処理終了の証として保管します。ちなみに、医療機関に返送されるマニフェストは、運搬終了B2票、中間処理終了D票、最終処分終了E票となっています。これらの返送があれば、必ずA票控えの照合欄に返送日を記載して、E票まで終われば1つの廃棄物の処理が終了となります。

④マニフェストと排出事業者責任

　医療機関では、廃棄物を直接追跡はできません。しかし、居ながらにして処理の状況を返送してくるマニフェストにより知ることができます。外部委託の廃棄物処理の管理が可能になる

システムがマニフェスト制度です。これにより不法投棄を防止、排出事業者責任を果たします。

　委託内容どおりに廃棄物が処理されたことを、逐一、確認することによって、不適正な処理による環境汚染や社会問題となっている不法投棄を未然に防ぐことができます。

　マニフェストには、紙の複写伝票を用いる方式（紙マニフェスト：通常7枚複写、AからE票。収集運搬業者が積替え保管をすると8枚複写）と、インターネット利用の電子マニフェスト方式の2つの方式があります。

　マニフェスト制度では、排出事業者である医療機関が、産業廃棄物の処理を委託する場合、マニフェストに必要事項を記載します。感染性廃棄物、産業廃棄物の種類、数量、運搬業者名、処分業者名などを記入し、運搬業者から処分（中間処理）業者へ、感染性廃棄物などの現物の廃棄物と共にマニフェストを渡し、処理業者は各処理が終了したなら、マニフェスト伝票に処理業者名と処理日を記載し、排出事業者である医療機関に返送します。

　医療機関はこの伝票の返送を見て、処理の終了を確認します。同時に、処理業者もこの伝票の写しを1部、処理終了の証として保管します。

⑤マニフェスト伝票の6つの機能

　マニフェスト管理のポイントは2点、「情報伝達機能」と、「処理進捗の確認」です。

　感染性廃棄物など特別管理産業廃棄物に限っては、あらかじめ契約前に何の廃棄物を委託するのか、WDSなり文書にて処理業者に伝達しなければなりません。そして法改正で、現在は契約後の廃棄物について、新たな廃棄物が増えるたびに、その廃棄物の情報を処理業者に伝達することが義務付けられています。契約書に法令による記載事項として、伝達方法を入れておくと良いでしょう。契約時点、あるいは、その後新たな情報を伝えても、実際に廃棄物を排出

する時点では、どこの容器に入っているかはわかりません。マニフェストであれば、特殊な廃棄物などが入っている場合、処理業者に伝えることが確かに可能です。

特殊な廃棄物が入る時は、その旨をマニフェストに記載し、口頭でも注意を伝えるべきです。この廃棄物の受け渡し時に、マニフェストが医療機関から交付され、特殊な廃棄物が入っている容器の存在なども容器に記載した上、マニフェストにも記載されていれば確実です。

もう1点は、マニフェストの機能として重要な廃棄物処理の進捗状況の確認です。この確認が確実に行われることが不法投棄防止に繋がり、排出事業者責任を果たすことになります。医療機関がマニフェストを交付し、この確認が各処理終了ごとに各票が医療機関に返送され、それによって、途中の処理の進捗状況がわかり、終了していくことが確認できます。

簡単な仕組みですが、事業者が医療機関に居ながらにして、排出事業者責任を果たす現在唯一の仕組みです。これを処理業者任せであるということは、出ていった廃棄物がどうなっているかは、知ろうとしないとみなされます。不法投棄などに万が一関係すると、措置命令などで莫大な原状回復費用などの負担が待っています。

マニフェストには6つの機能があります。ⅰ）マニフェスト伝票は医療機関が交付、ⅱ）マニフェスト伝票の情報機能、ⅲ）処理進捗の確認（不法投棄の防止）、ⅳ）措置義務、ⅴ）報告義務、ⅵ）保存義務です。一部重複しますが、主な機能をまとめます。

違反すると、ダイコー事件で2倍になったマニフェスト違反の懲役1年以下、または、罰金100万円以下の罰則に抵触することになります。マニフェスト自体の罰則が厳しくないからと安心しないでください。処理業者が手伝ってくれていても、意識として、常に自分の医療機関が

不法投棄に巻き込まれないようにしているという自覚がなければなりません。

処理の部分は、委託はしても、あくまでその責任は排出事業者責任として、排出事業者である医療機関にあることを常に念頭に置いてください。

ⅰ）マニフェスト伝票は医療機関が交付

医療機関から委託によって外部で処理されるため、排出した廃棄物を医療従事者の方々が医療機関に居ながらにして、追跡することは不可能です。

医療機関が不法投棄からの不安をなくし、安心して処理業者による適切な中間処理を委託し、最終処分に至るまで、その動きがわかるようにする方法として、このマニフェストの伝票システムが考え出されました。これは、医療機関の安全・安心を保障するためのものです。

マニフェストは、医療機関が交付するものです。たとえマニフェストを処理業者が準備したとしても、排出事業者責任として、必ず、現品とのチェックは行うようにしてください。

現在みなさんがお願いしている処理業者は、信頼してお願いしているはずです。しかし何らかの被害にあった医療機関では、過度に処理業者に頼り、処理業者任せというケースが多いことも事実です。

ⅱ）マニフェスト伝票の情報機能

処理の進捗状況の確認は、ⅳ）措置義務と同時に行います。

電子マニフェストとは異なり、紙マニフェストは手作業による郵送です。紙マニフェストはシンプルで時間的にかかりますが、不法投棄の抑制としては十分に機能しております。

重要な点は、医療機関のA票控えと、返送されてくるB2票、D票、E票の照合・確認は、必ず自ら行うことに尽きます。マニフェストが

乱れてくれば、何かが起きている予兆と考えてください。優良な処理業者であっても、個々人でも様々な方がいます。良き関係を継続してください。

ⅲ）処理進捗の確認（不法投棄の防止）

　情報機能は、1つ1つのプラ容器に入った廃棄物についての注意事項、情報を伝えるには、マニフェストに記載し、容器にも注意事項を記載する方法しかありません。もちろん、伝言もありますが、記録には残りません。

ⅳ）措置義務

　マニフェストが一斉に返送されてくれば手間はかかりません。しかし、間隔が一定でなくなり、この間隔が乱れたり、記述、使用印が変わったりなどする場合は、注意を払うべきです。

　措置義務は記載の訂正や何らかの乱れがあれば、直ちに調査をし、30日以内に都道府県知事・政令市長宛に措置内容等報告書を医療機関が出さなければ、罰則はないのですが、医療機関の落ち度になり、それ以上に重大な事態が起きているかもしれません。

ⅴ）報告義務

　報告義務には2つあります。1つは前記の措置内容等報告書です。2つ目は、電子マニフェストを使用していれば免除となりますが、紙マニフェストの場合には、当該年度の4月から、翌年3月末までに交付したマニフェストの集計結果を、6月末までに「産業廃棄物管理票交付等状況報告書」を都道府県知事宛に提出することが義務付けられています。しかし、これについての集計結果などの発表を見たことはありません。「早く電子マニフェストにしなさい」というためのものとしか考えられません。多くの場合は、処理業者が集計を取っており、提供してくれます。

ⅵ）保存義務

　マニフェストは廃棄物処理が滞りなく進められていれば、使用することはありません。ところが、何年か経って不法投棄がわかった場合などは、処理業者が関わっていれば当然マニフェストが調査されます。そのために終了したマニフェストは、最終の伝票が返送された日から5年間セットとして保存しておかなければ、罰則が適用されます。このマニフェストの保存・管理が不十分で、不法投棄を許したとみなされ、措置命令など原状回復費用の負担というケースも出てきます（例：青森岩手不法投棄事件）。

⑥マニフェストの書き方

　マニフェストには、法定記載事項があります。一方、書いてはいけない項目もあります。このことを正しく理解しておいてください。

　記載上注意点をマニフェストのサンプルと共に掲載しました。マニフェスト交付前、法律で定められている記載事項がもれなく記入されているかを必ず確認しましょう。

・A票を交付する際の法定記載事項　①〜⑫次頁・図表Ⅱ-14に対応

　　　　　　　（法12条の3、規8条の21）
①管理票の交付年月日及び交付番号
②管理票の交付を担当した者の氏名
③（排出事業者の）氏名又は名称及び住所
④産業廃棄物を排出した事業場の名称及び所在地
⑤産業廃棄物の種類（石綿含有産業廃棄物が含まれる場合はその旨を含む）
⑥産業廃棄物の数量
⑦産業廃棄物の荷姿
⑧当該産業廃棄物に係る最終処分を行う場所の所在地
⑨運搬を受託した者の氏名又は名称及び住所

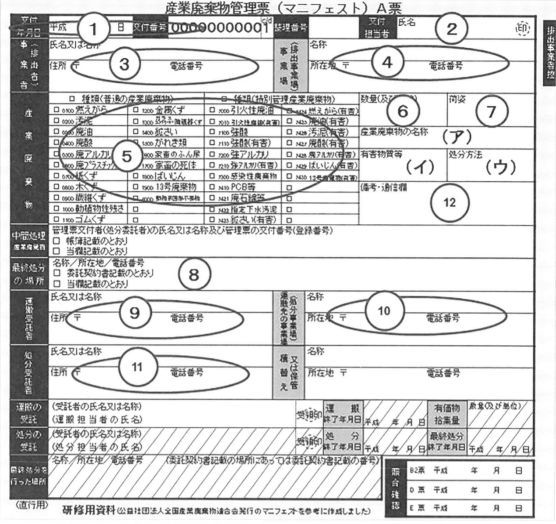

図表Ⅱ-14　産業廃棄物管理票（マニフェスト）A票：数字は、記載事項を示しています。
https://www.amita-oshiete.jp/qa/entry/010827.php
（資料；おしえて！アミタさん、原資料；全国産業資源循環連合会）

⑩運搬先の事業場の名称及び所在地

⑪処分を受託した者の氏名又は名称および住所

⑫石綿含有産業廃棄物が含まれる場合はその数量

※法定記載事項ではありませんが、適正処理のために以下の項目も記載します。

ⅰ）産業廃棄物の名称、ⅱ）有毒物質の有無、ⅲ）処分方法

・マニフェスト記載上の注意と確認

マニフェストは、排出事業者である医療機関が交付するものであることを忘れずに、責任を持って、一枚目のA票を起票してください（図表Ⅱ-14）。

これを医療機関控え、または、「A票控え」と呼んでいます。医療機関の「台帳」に当たります。

処理業者が打ち出した場合であっても、以下の注意事項を確認し、ミスがあれば指摘できるように少しずつ確実にチェックしてください。

伝票	返送〔医療機関分〕		機能・事業者・業者別
A票	◎	排出事業者（医療機関）の控え	（◎返送された伝票と控え確認）
B1票		運搬業者の控え	
B2票	◎	運搬業者から医療機関に返送	◎運搬終了確認
C1票		中間処理業者の保存用	
C2票		中間処理業者から運搬業者に返送	
D票	◎	中間処理業者から医療機関に返送	◎中間処理終了確認
E票	◎	中間処理業者から医療機関に返送	◎最終処分（埋立）終了確認

図表Ⅱ-15　マニフェスト伝票の構成とその機能、事業者・業者別（7枚直行用）

A票の斜線の入った欄、及び「中間処理産業廃棄物」の欄に何も記載がないことを確認してください。これらは運搬受託者または処分受託者が記入する法定事項です（法12条の3、規8条の22・24）。返送されてきたB2票以降の控えに正しい記載がされているか確認します。

運搬受託者の氏名又は名称と運搬担当者名を、引き取りに来た収集運搬会社の担当者に記入してもらいます。必ずサインを確認して保管します（法12条の3第3項、規8条の22）。

以上で、マニフェストの受け渡しが完了です。記載するべき欄なのに記載がなかったり、まだ書いてはいけないのに記載されていたりすることがないか、確認します。

B2票、D票、E票が返送されてすべて手元に揃ったら、排出事業者はA票と照合し、改ざんや、修正がないかなど、適正であることを確認しなければなりません。また、それぞれ受領した日付をA票の右下の照合欄に転記しておきましょう。廃棄物処理法により、マニフェストのA票は交付日を起点としてセットで、5年間の保存義務が定められています。実際には、E票が最も遅くなりますので、E票の返送日から5年間、大切に保管しましょう（法12条の3、規8条の21の2）（法12条の6、規8条の26）。

⑦マニフェスト返送時の確認

医療機関のA票控えと、返送されてくるB2票、D票、E票の照合・確認は、必ず自ら行うことが大切です。

医療機関のマニフェストの交付と、A票控えと返送されたマニフェストの確認は、必ず医療機関が自らやるべきです。その意識と姿勢がないとどこかで躓きが起きてしまいます。マニフェストの主な7枚の内、A票控えと、返送されるB2票、D票、E票は、覚えてください。

・マニフェスト伝票の構成と各機能

マニフェストを再度一覧で確認していただきます。それぞれの役割分担ができており、各処理業者が必ず1つの処理について、処理をした処理業者の保管分、医療機関に返送するもの、処理に運搬などで関わった処理業者の保管分と、何重かのチェックが可能になっております。流れを見てきた段階で、伝票の一覧で仕組みと共に医療機関への返送分などと共に確認してください。

マニフェストを用いた伝票のシステムについては、ここで少し詳細な説明をし、確実に理解していただきます。仕組み自体はシンプルです。まず、マニフェストの伝票を見てみますと、図表Ⅱ-15のように通常7枚の複写式で1セットの伝票ができています。

ここで直行用とは収集運搬の許可の中に、各医療機関から収集した廃棄物は、そのままで、まさに直行で、中間処理施設に運搬する方式のごく通常のものがあります。これですと廃棄物

の収集量が少なくても、処理施設に逐一運搬するのでシンプルです。しかし、各車両が中間処理施設に行かなければならず、効率が悪い面もあります。この場合のマニフェストは7枚綴伝票となります。

一方、都道府県によっては不適正処理の温床として認めていない所もある、「積替え・保管」という許可があります。例えば、都市部などでは、狭い路地で小型車を使わざるを得ない場合などがあります。これですと小さな運搬車すべてが中間処理施設まで運搬しなければならず、効率が悪くなります。「積替え・保管」の許可があれば、小さな運搬車は何台分かを集めて大型のトラックに積替えができますので、効率が良くなるというメリットがあります。また、中間処理施設が複数の場合などで、行き先が異なる感染性廃棄物、その他の廃棄物等が、収集した運搬車に混在状態です。

積替え保管が可能であれば、行き先別に感染性廃棄物容器、その他の廃棄物別に仕分けができるなど、より迅速に効率も良くなります。この場合は、マニフェストの伝票は積替え保管分が増えて、8枚綴となります。

直行用7枚セットのものと、積替・保管用8枚セットのものとの2種類になります。

処理業者選択の際にも、医療機関が積替え保管であると費用削減、あるいは便利な場合などは、運搬処理業者選択の1つの要因となります。これは都道府県、政令市によって異なります。

・マニフェスト返送期間

マニフェストは1つの処理が終わると、10日以内に医療機関に返送すると規定されています。一方、A票マニフェスト交付日から、下記一覧に示すマニフェストのB2票（運搬終了）、D票（焼却など中間処理等終了）は、産業廃棄物は90日以内、特別管理産業廃棄物は60日以内で、最終処理のE票（最終処分終了）は180日以内に医療機関に返送しなければなりません。

もし、マニフェストの返送の遅れが恒常的になっているようであれば、危険信号です。直ちに調査をして30日以内に都道府県知事等に措置内容等報告書を提出します。これを怠ると排出事業者である医療機関側の責任になります。

B2票など返送が頻回の場合には、運搬業者が請求書に同封するなど費用削減を図っている場合があります。処理業者との連携は密に取ってください。

また、最終処分の終了E票の返送は、180日です。産業廃棄物も、感染性廃棄物を含む特別管理産業廃棄物も同じ180日です。これを超

マニフェスト交付日からの返送期限一覧

A票と内容を確認、A票の照合確認欄に返送日を記入。セットで5年間保存する。

マニフェスト	産業廃棄物	特別管理産業廃棄物
B2票 ⎰	90日	60日
D票 ⎰		
	終了確認義務罰則無し措置命令有	
E票	180日	180日

★経常的に遅れてきたら直ちに対処する。
　30日以内に、措置報告を都道府県知事、または政令市長に提出する。

えることはありません。

ここで B2 票、D 票は、産業廃棄物は 90 日になっているのに、特別管理産業廃棄物はなぜ 60 日と短くなっているのでしょうか？　これについては、それぞれの廃棄物に含まれる個々の種類まで分けておりませんが、産業廃棄物では汚泥など、膨大な量の廃棄物もあります。処理に時間がかかるという配慮と言えます。

医療関係から見ると、環境省「廃棄物処理法に基づく感染性廃棄物マニュアル」（以下、マニュアル）には、速やかな処理が義務付けられています。特別管理産業廃棄物には、感染性廃棄物が含まれており危険であるから速やかな処理を推進するための配慮かとも憶測しております。

・その他ルール
マニフェストの交付時の法定記載事項

原則、規定の用語、字句が入っていないと違法となります。追加等は、ケースバイケースで、

全産連（現・全国産業資源循環連合会）が追加した『照合欄』のように、無くてはならないものとして使用されているものもあります。

様式は規定がなければある程度自由に作成可能です。右下の照合確認欄は、現在なくてはならない欄です。これは全産連が、独自に追加した欄で法令規定ではありません。

その他の記載事項

法定記載事項ではありませんが、適正処理のために記載する事が望ましいために、以下の項目を追加しています。

産業廃棄物の名称／有毒物質の有無／処分方法

その他の注意事項

・A 票の斜線の入った欄、及び「中間処理産業廃棄物」の欄に何も記載がないことを確認してください。これらは運搬受託者または処分受託者が記入すると法で定められた欄です（法 12 条の 3、規 8 条の 22・24）。

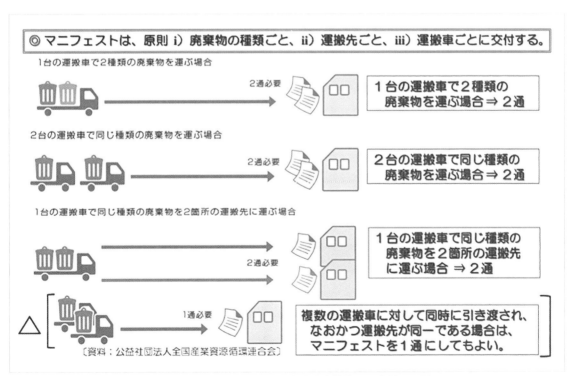

〔資料：公益社団法人全国産業資源循環連合会〕

図表Ⅱ-16　マニフェスト：産業廃棄物管理票交付の原則

・返送されてきた B2 票、D 票、E 票の控えに正しい記載がされているかを確認します。
・運搬受託者の氏名又は名称と運搬担当者氏名を、引き取りに来た収集運搬会社の担当者に記入してもらい、A 票を受け取ります（法 12 条の 3 第 3 項、規 8 条の 22）。
（運搬受託者は、既に記入済が多い。氏名はフルネームです。）
　以上でマニフェストの受け渡しが完了です。記載するべき欄なのに記載がなかったり、また、書いてはいけないのに記載されていたりすることはないか注意します。

⑧マニフェスト交付の原則
・排出事業者が交付すること
　診療所などではあまり起こりませんが、搬出先が多い医療機関ではマニフェストの交付で悩みます。図表Ⅱ-16 を見ながらご自分でシミュレーションしてみてください。
　処理業者が準備したものでも、医療機関が主体性をもって確認を怠らないことが重要です。

・マニフェストの交付の基準
　ⅰ）廃棄物の種類別、ⅱ）廃棄物運搬別：最終目的地別、ⅲ）運搬車両別、の順で交付します。ⅰ）、ⅱ）、ⅲ）は、優先順位です。
　図表Ⅱ-16 と合わせて、廃棄物の移動は必ずマニフェストが伴っているか、納得されるまでシミュレーションしてください。交付の原則は重要な課題です。

・マニフェストは、原則、廃棄物の種類が異なれば、種類ごとに 1 通のマニフェストが必要です。
・同じ種類の廃棄物であっても、車両が異なればマニフェストが通行証の機能も兼ね備えているために、車両の台数分、マニフェストは必要です。
・同じ車両で、同じ種類の廃棄物であっても、行き先が異なれば、行き先でマニフェストは預けるため、行き先分のマニフェストが必要です。もし、わかりにくくなった場合には、医療機関に返送するマニフェストが足りるかどうかを考えてみてください。

⑨マニフェスト紛失時の対処法
　あってはならないことですが、もしマニフェストを紛失してしまったら、どのように対処すれば良いでしょうか？　マニフェストの紛失は、処理次第で問題が多く、これらの質問は多いです。

紛失後にコピーで対応可能な伝票は、以下の通りです。
コピーできる伝票一覧　左側が紛失した伝票⇒の右側の伝票からコピーする。
・排出事業者の場合
　無くした伝票　⇒ コピーする伝票
　A 票　　　　　⇒B1 票（運搬業者 保存）
　B2 票　　　　⇒B1 票（同上）
　D 票　　　　　⇒C1 票（中間処理業者 保存）
　E 票　　　　　⇒C1 票（同上）
・運搬業者の場合
　B1 票　　　　⇒B2 票（排出事業者；医療機関 保存）
　C2 票　　　　⇒C1 票（中間処理業者 保存）
・処分業者の場合
　C1 票　　　　⇒C2 票（運搬業者 保存）
　コピーした伝票にはわかりやすく、付箋などの印をつけ、紛失日時や経緯を記録しておくことが肝要です。

この対応は面倒ですが、<u>原則は、再発行は決してしないことです。</u>万が一、発行したマニフェストや控えの票が見つからず紛失が疑われる場合、<u>1つ前の工程の伝票、</u>運搬業者、または中間処理業者が処理終了の証として、<u>控えとして保存している各票をコピーすることで対処できます。</u>このコピーにその状況、欠けている事項を添えます。同じ廃棄物のマニフェストであれば、処理業者の控えであっても、確実に処理したことが推測できます。新たにマニフェストを起こすことは虚偽行為となりますので、要注意です。

⑩返送後の保存

<u>B2票、D票、E票が返送されて、すべて手元に揃ったら、排出事業者はA票と照合し、適正であることを確認しなければなりません。</u>また、それぞれ<u>受領した日付を必ずA票の右下の照合確認欄にその都度、転記しておきます。</u>

廃棄物処理法により、<u>マニフェストのA票他は交付日を起点として、5年間の保存義務が</u>定められていますので大切に保管します（法12条の3、規8条の21の2）、（法12条の6、規8条の26）、（類書で「A票は、保存義務がない」などの記載がありますが、法令では、保存義務があります。2011（平成23）年の法改正で5年間の保存義務がありますので、注意してください）。

B2票、D票、E票は、返送され、受け取った日から、それぞれ5年と定められています。

E票は、最後に排出事業者に返送され、保管期間が一番長いので、<u>排出事業者は、E票を受け取った日に合わせて、他の伝票も一緒に5年間保管するようにしましょう。</u>

⑪マニフェストの保存

マニフェストの保存は、結構煩雑で面倒な仕事です。加除式のバインダーを利用し、A票を

クリアポケットに入れ、後の返送を待ちます。マニフェストはA票を一番上にして、B2票、D票、E票を順次、追加して、セットとして保存します。ただし、これを行う際には、A票の照合確認欄の記載の有無と各票の返送されてきている内容と一致しているか、確認が必要です。完全であれば丸印なりを付けてください。確認して後に保存しないと、保存の意味がなくなります。

<u>A票、B2票、D票、E票の確認が済めば、セットとして5年間保存します。ただし、A票は交付日から5年間ですが、B2票、D票、E票は返送到着日から5年間となります。したがって、A票は照合確認欄のE票の日付から5年間保存となりますので、その日付を明記し、日付を丸で囲むなりする必要があります。</u>

B2票は早くに返送されますが、現場ではこの少しずつ埋まっていない未完成セットファイルがいくつかできていくわけです。期間を1カ月ごとなどと決めて、一斉に完成セットファイルを作っていく方法もありますが、未完成セットファイルは常に必ずできてしまいます。これらは医療機関と職員の事情で、正確に手間が少ないと思われる方法の試行錯誤で決められていくことが必要です。クリアファイルは、未完成の間は用いても、完成セットになれば費用が掛かるので、保管しやすいものに移行するなども考えられます。

D票は、処理業者の処理能力により多少の差がでますが、E票に至ってはかなりの期間は揃いません。順次，完成セットファイルに移行します。

筆者が廃棄物の仕事についてまだ間もない頃、それなりの規模の病院に見学に行きました。日本医師会とは名乗らず、処理業者に同行して行きました。

これが日常的に行われているのかどうかも、当時はわかりませんでしたが、ショックを受け

た例があります。一番ひどい例は、付いて行った処理業者は、交付され受け取る分のマニフェストは、通常にサインして、Ａ票は医療機関に戻し、それ以降のマニフェストを預かります。ここまでは良かったのです。次に、返送分のマニフェストを持って、その処理業者は、部外者立入禁止の病院の事務室内に入っていきました。それだけでも驚いていたのですが、何と次には、ファイル棚に行き、何の躊躇もなくファイル棚を開けました。そして、マニフェストファイルを取り出し、直接、綴じ込んでしまったのです。病院側の確認も何もありません。病院事務室内の誰もが何事もなかったように、日常茶飯事のことのようでした。医療機関による返送されたマニフェストの確認云々どころか、それ以前で、これが現実かと唖然としたのを今でも鮮明に覚

えております。

　皆さん方の現状はどうでしょうか？　マニフェストの返送について、確認は確実にされていますか？　確認がなければマニフェストの意味はありません。

■紙マニュフェストのまとめ
①医療機関が交付。処理業者任せではなく確認。主体性を持つ。
②医療機関のＡ票控えと運搬終了のＢ２票、中間処理終了Ｄ票、最終処分終了のＥ票を照合、返送日を照合欄に記載・確認し、セットとして５年間保存。
③返送（返戻）が無い、記載不備等があれば調査し、30日以内に都道府県知事等に、排出事業者である医療機関が、措置内容等

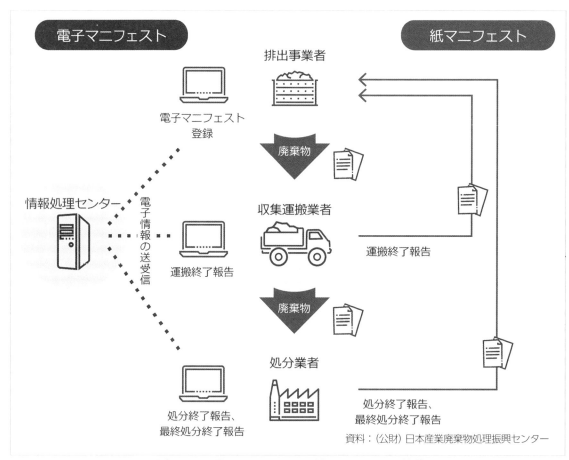

図表Ⅱ-17　電子マニフェストと紙マニフェストの比較

報告書を提出する。

④マニフェスト返送は、産業廃棄物 B 2 票、D 票は 90 日以内、特別管理産業廃棄物（含む感染性廃棄物）は 60 日以内、E 票はすべて 180 日以内が期限となっている（恒常的に遅れてきたら、要注意！）。

⑤紙マニフェストの場合には、マニフェスト交付等状況報告書を毎年提出する。前年 4 月〜 3 月末分を 6 月 30 日までに提出する。罰則なし。

⑥マニフェストの医療機関 A 票控えの右下の照合確認欄に、返送されてきた B2 票（中間処理施設に搬送終了）、D 票（中間処理終了）、E 票（最終処分終了）の処理終了日付及び内容確認の上、不備、改ざん等がなければ、返送日を記載する。

⑦返送遅れ、不備等があった場合は、調査の上、措置報告書を直ちに都道府県知事等宛に提出する。

⑧このマニフェストは、セットとして、5 年間保存しなければならない。

5）電子マニフェスト
①メリット、デメリット

マニフェストを 1998（平成 10）年、産業廃棄物全般に拡大した際に、合わせてインターネットを活用した、いわゆる「電子マニフェスト」のシステムが同時に導入、推奨されました。

前ページの 図Ⅱ -17 を見ていただければおわかりのように大きな違いは、電子マニフェストは中央の大きな矢印の廃棄物の動きと、左側のパソコンからのマニフェスト情報の動きが異なることです。

電子マニフェストは、廃棄物処理法で廃棄物のための情報処理センターをわが国に 1 つ置くことを規定し、実際は（公財）日本産業廃棄物処理振興センター（以下、JW センター。電子マニフェストに関しては JW ネットと略して用

いられている）が指定されています（廃棄物処理法第 13 条の二 環境大臣の指定）。

電子マニフェストの方法、講習料金等の詳細は、JW ネットの HP を参照してください（https://www.jwnet.or.jp/jwnet/index.html）。

②電子化率の現状

1998（平成 10）年当初、5 年後に 50％の電子化率の目標が建てられておりました。しかし、実際に達成されたのは、遅れること 18 年、2016（平成 28）年でした。2021（令和 3）年 4 月では 66％、2022（令和 4）年 8 月末では 74％、2023 年 1 月では、76.2％、6 月で 78.2％の電子化率となっています。

業種別では、1 位は医療・福祉で 49％です。2 位は卸売業、小売業で 26％、3 位は建設業 7％、製造業 7％となっています。また、登録件数では、建設業 39％、卸売業、小売業 21％、製造業 13％、医療・福祉 7％です（廃棄物処理法第 13 条の二環境大臣の指定）。

・電子マニフェストと紙マニフェストの比較

ここでのポイントは、電子マニフェストを使うかどうかです。

医療機関を考えると、病院と診療所では、それぞれの事情が異なります。そしてそれ以上に、マニフェストにより得られる事務の合理化だけでなく、電子マニフェスト導入により新たな業務上の改善なり、経営上いままで得られなかったデータが得られる可能性があるかなど、目的意識が明白になっているかどうかにかかります。

単に、事務手数が改善される程度であれば、電子マニフェストの機能は、経営上の利益を直接的にもたらすものではありません。人件費的に電子マニフェストにするかどうかは、コスト面からの検討も必要です。目的意識が明らかにならないと、失敗に終わるケースが多いのです。

「他もやっているからそろそろ」などでは、踏み切らないほうが良いでしょう。

■電子マニフェストのまとめ
　病院などで将来を考えるなら、現段階では検討を続け、例えば、人件費としてどこまで人員中心で行くか、他部門も総合的に考え、分岐点を決めていくことが必要でしょう。
　そのためには、単にマニフェストではなく、本項目の後に出てくるQRコードによるトレーサビリティシステムを導入して、病院の部門別原価計算などまで取り込むのであれば大きな効果が得られます。これらの事例も、後のIV章でご紹介します。

　参考のために、大きく3つの機能に分けて、メリット★、デメリット☆を見てみます。
①事務処理の効率化
★コンピュータ入力による操作簡素化／ミス削減・人件費削減
　・正確な入力が可能　・5年保存・年次報告書作成が不要
☆費用発生。排出事業者・収集運搬処理業者・中間処理業者の3者導入が必要条件

②法令遵守
★排出事業者自らが正しいマニフェスト交付が容易
　必要項目を満たした正確な入力／虚偽・偽造などの防止
☆入力漏れ・データの変更・3日以内の入力など煩雑

③情報の共有と透明化
★紙マニフェストではできないマニフェスト情報の排出
　事業者・収集運搬処理業者・中間処理業者の3者で共有・活用可能

☆電子マニフェストと紙マニフェストの併用による非効率が普及を遅らせている。
　現物の廃棄物と電子マニフェストは一致していない。3日間のずれもある。
　システムダウンも起こる。

　ここでは一般的なメリット、デメリットを3つ挙げてみました。件数と費用にもよりますし、入力した情報をいかに活用するかでも異なってきます。
　紙マニフェストの流れを見れば、可能であれば電子マニフェストにした方が複雑ではないでしょう。しかし、紙マニフェストは廃棄物と伝票がずれることなく、対応していることなど捨てがたいメリットもあります。パソコンの浸透度、紙マニフェストの手間、費用と情報の活用などの要素からお決めいただくことになります。

　具体的には、主なメリットは下記の3つです。
　　①事務処理の効率化
　　②法令遵守
　　③情報の共有と透明化
　一段高く、経営全体の効率化という点では、医療分野では難しさがあります。診療内容、治癒率などまで含めて付加価値をどこで付けることができるか。そして、裏付けとしての利潤が挙げられるか、検討課題は多いです。マイナンバーカードの導入など、外堀は埋まりつつあります。
　現在の電子マニフェストは、排出事業者、収集運搬処理業者、中間処理業者の3者が加入して、初めてメリットが生まれますが、これらはクリア可能でしょう。大きなメリットとして、手間が省ける、データの活用化などが挙げられます。この枠からできれば、もう一段ギアを上げる構想で進めていければ望ましいでしょう。第IV章で紹介する新たなシステムもご検討ください。

紙マニフェストには、紙マニフェスト交付の年間分報告書を都道府県知事に提出が義務付けられていますが、電子マニフェストでは毎回のデータがあり、提出の義務は免除されます。

電子マニフェストでは、紙マニフェストに比べて、改ざんなどがしにくいという大きなメリットがあります。

またデメリットとしては、パソコンを使用するための設置と手間と費用など、また、前述の排出事業者と収集業者、中間処理業者の３者が参加しないと、電子マニフェストによる処理は成立しないなどが挙げられます。

重要なことは、紙マニフェストは改ざんが容易と言われますが、これは電子マニフェストであっても、最初から故意に誤ったデータを入力すれば同様で、不正は防げません。

なお、電子マニフェストでは、パソコンを利用し、インターネットを用いるための費用、枚数などによる利用料などの負担がかかります。

現状で難しい点は、大きな目標がないと、採算を採るのは難しいということです。そして、新たな利益を生む要素が、医療関係では明確にしておかないとメリットが見えてこないということです。しかし一部処理業者は、社としての効率を高めるためにも、顧客の電子マニフェスト費用を負担している場合も出てきております。

この章の後に掲載するコラムで、社団法人アダモスのQRコードを利用したトレーサビリティシステムをベースにした廃棄物処理と、経営合理化までトータルに見たシステムを第Ⅳ章で紹介しています。ご参考にしてください。

■コラム：電子マニフェストを利用した有名カレーチェーン店は、なぜ被害にあったか？ダイコー事件にみる電子マニフェスト

当初、電子マニフェストの利用が廃棄物適正処理の救世主であるかのような謳い文句で、利用促進が図られました。ところが予定よりかなり遅れ、利用率が50％を超えた2016（平成28）年1月、有名カレーチェーン店の冷凍カツ横流し事件、いわゆる「ダイコー事件」が起きました。堆肥化処分として廃棄物にしたはずの冷凍カツが食品として販売されていたのです。

「電子マニフェストを利用すれば、不正は起きない」という神話をかなりの規模の処理会社も信じていたのには、筆者は驚かされました。電子マニフェストを「用いれば」ではなく、「正しい入力をすれば」というべきだと思います。どのようなシステムでも、データを入力するのは人間です。

例えば、ダイコー事件のように、段ボール入りの冷凍カツが10個あったとします。運搬も処理も電子マニフェストの入力は10個とし、外見は確かにそのように見えます。しかし、個数を変えても、電子マニフェストは個数を数えてはくれません。また、どのような処理をするかも同様、電子マニフェストでは確認できません。

ダイコー事件のケースでは、廃棄予定食品として、堆肥化処理にしたかのように偽装し、電子マニフェストに入力して、処理済みのデータを排出事業者に戻し、実際の冷凍カツは未処分で処理せずに、横流しを図ったという事例です。

多くの報道で被害に遭った有名カレーチェーン店が同情されました。しかし、どうしてこのようなことになったのか、筆者は、ダイコーとの関係を費用面からも、その経緯を考えてみます。

当初、筆者はなぜこのようなことになったか、何人かの処理業者の方たちの意見は、当初、kg当り12円で処理を依頼したという情報が伝わっていたので、これではとても無理という意見が圧倒的でした。多分その当時では、すべての処理業者は、筆者

自身も、当然、焼却処分と思っておりました。

　ところが、報道では、このようなことは全く出てきません。いろいろと調べて行けば行くほど、最初から、価格にも問題があったことに気付きました。

　あまりにも安価過ぎて、運搬費用にもなりません。処理費用よりは、当初から処理を受注し、都合の良い電子マニフェストで処理・入力して、実際は廃棄すべき冷凍カツを横流しして、末端では、スーパーに仕入れ販売したのです。

　カレーチェーン店の製品としなければ、全く気づかれなかったのです。報道資料によると、当初、ダイコーは、カレーチェーン店は 40,609 枚の冷凍カツをダイコーに依頼し、ダイコーは堆肥化したと報告し 28,000 円の委託費を受け取りました（京都政経調会調べ）。筆者にもこの価格でこの量のカツをトラックで運ぶことができないことはわかります。これは頼んだ側に問題があり、排出事業者の責任欠如です。最初からどう処理しても良いと、排出事業者＝カレーチェーン店が考えていたのでしょうか？まさにゴミは消えてくれという、出す側の心情が見て取れます。

　多くの方は電子マニフェストにすれば効率が良くなり、そればかりか不正がなくなると信じているようです。しかし、そのようなことはありません。

　正しい入力とは、打ち間違いがないということではありません。現物の廃棄物の数量を正しく入力し、どのような処理をするのか、その処理にはいくらぐらいかかるかを正しく見積ってもらい、それから仕事は依頼するはずです。４万枚の冷凍カツ、１枚 100g と仮にしても４トンです。この大量の冷凍カツを運ぶだけでいくら掛かるか、排出事業者であればわかるはずです。

　ダイコーは愛知県の会社です。カレーチェーン店の工場も同じ愛知県にあります。この量を運搬するためにレンタカーを借りればいくらかかるか、処理するための費用が出ないことはわかるはずです。カレーチェーン店がダイコーに支払ったのは、堆肥化費用としての 28,000 円だけ、1kg 当たり５円です。他の業者でも、堆肥化のための経費は 1kg 当り 21.6 円かかり、プラス生ごみ袋代 19.44 円が掛かり、さらに、運賃がかかります。これは、出す側に問題あると筆者は考えます。

　正しくない依頼をして、カレー店が十分に調べることもせずに、安易にリサイクルをしたいと望んだことが原因です。電子マニフェストを用いることとは全く関係のない、それ以前の問題といえましょう。不法投棄Ｇメンの石渡氏は、「堆肥化は食品系の横流しの常套手段であり、堆肥化といわれたら注意すべきだ。」と言い切っています。化学肥料の時代に、堆肥などは買い手がいません（石渡正佳、産廃Ｇメンが見た食品廃棄の裏側、日経 BP、1961 年）。

　正しい廃棄物処理をするという本来の大切な部分が、電子マニフェストの謳い文句には欠けています。そうでなければ、パソコンとインターネットをただ単に利用したというだけで、何ら紙マニフェストと変わりありません。あえて言えば、このケースの場合、紙マニフェストであればどのような処理をするか、そのための価格がはっきりとわかったかもしれません。

　排出事業者責任について、種々考えると、この事件は、カレーチェーン店に最初の落ち度があったといえます。ダイコーに依頼した見積りを聞いて、筆者は驚きました。環境省も当初、電子マニフェストについて、このような不正が出ない改善案を出すと言っていました。何か妙案があるものと真に受けて待っておりましたが、出てきたのは、罰則を２倍にしただけでした。

　このケースは、排出側担当者の意識レベルの問題では見抜けません。しかし担当者は安くする方向ばかりでなく、適正な処理を、適正な価格で行うかどうかを見極めることは可能です。不法投棄に乗ってしまうのも、このようなケースです。

　安過ぎたからといって、委託をしないで、難を逃れた方もいます。青森岩手の事件でも処理業者のお一人は、「青森まで運んであの価格ではどうやってもできない」と明言していました。縣南衛生の代理店のように中継ぎの業者もいて、マニフェスト制度も始まったばかりで、再委託などで収集したのか、廃棄物は、感染性廃棄物をはじめ、ドラム缶の廃油系統なり、四国・香川県、愛媛県、九州・福岡県から青森まで運搬していたようです。

　ダイコー事件も頼む側がこの価格で何をされるのだろうとは思わなかったのでしょうか？

　東京の業者が入手した価格は 1kg12 円でした。

試算で 4 トンの冷凍カツ、これでも 48,000 円です。運搬代にはなるでしょうか？　価格が明らかになり、ダイコー事件の場合、頼んだ価格が 28,000 円では、カレーチェーン店には、同情の余地がないと筆者は考えます。通常は、第一は焼却でしょう。唯一の救いは健康被害が出なかったことです。

　法令等でも電子マニフェスト利用者の増加のために、環境省では法令上電子マニフェストが有利になるように、交付状況報告書を出さなくて良いなどの規定を設けています。現状では、紙マニフェストでは、年間の交付状況報告書を作成し、毎年 4 月から 6 月までの間に都道府県に提出が義務付けられてい

ます。また、紙マニフェストを確認した後の A 票控えから E 票までのセットは 5 年間の保存が義務付けられています。電子マニフェストを利用するとこれらが不要になるメリットがあります。さらに、電子マニフェストを正しく用いれば、病院などの経営、管理面でも貴重なデータとして利用可能です。

　今後、紙マニフェストと電子マニフェストのメリット、デメリットを比較するばかりでなく、本来のマニフェストの役割を考慮して、データ活用を含むトータルシステムを考えた上で、各医療機関に適した方式を選んで欲しいと思います。

■コラム：一般社団法人アダモスによる QR コードを利用したトレーサビリティシステム

　一般社団法人アダモスの QR コードを利用したトレーサビリティシステムであるなら、ダイコー事件のようなことは起こりません。入力の段階で、どのような内容で、どのぐらいの数量かを QR コードにしたシールを作成します。これを廃棄物のプラ容器に貼り付けます。そして医療機関から運搬処理業者が排出する時に、まず、スマホ等で QR コードを読み取ります。そして、チェックが必要である運搬先（中間処理施設）、中間処理の焼却直前にもスマホ等で QR コードを読み取ります。

　現物の抜き取りなどできるはずがありません。そ

してこれらのマニフェストデータは、JW センターの電子マニフェストのシステムに直結しているので、電子マニフェストのデータも同時に入力されます。QR コードは蓄積情報量が多いので、病院、検査センターなどであれば、部門別、製品別など詳細なデータを持たせることができます。

　季節変動、地域別、部門別、あるいは診療科別などきめ細やかなデータの管理ができ、データをリアルタイムに、セキュリティアップと共に活用が可能です。

　1 つのコードで、最大 7,089 文字（数字のみの場合）、漢字なら 1,817 文字という大容量を表現できます。この他、処理業者の許可証の番号、契約書の内容なども取り込んでおけるので、先の許可証の確認も容易です。

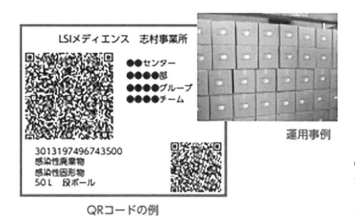

QRコードの例

QR コード部門別データ利用例
協力；日本メディカルウエイスト
　　　マネジメント㈱
（2014.10、JW INFORMATION 他）

（3）感染性廃棄物の排出の実務と危険の回避

1）分類と分別

　医療機関が扱う廃棄物は、A．感染性廃棄物、B．特別管理産業廃棄物、C．産業廃棄物の3種類です。A．B．C．は、筆者が、本書の中だけで区別のために、仮に付けたものです。

　A、B、Cの発生の順序は、C．産業廃棄物から、B．特別管理産業廃棄物ができ、B．の5項目の中にA．感染性廃棄物が作られました。

　これは廃棄物の大分類です。そしてこのそれぞれの中も、またいくつかのグループ、分類に分かれております。ここでは、分類と分別の違いについても具体的な説明を加えますので、この2つについて理解を深めてください。感染性廃棄物と他の廃棄物では、分類が違います。例示もしますので、正確に理解してください。

　神奈川県資源循環協会では、コロナ以前は年数回、定期的に医療機関向けに、講習会を開催しておりました。筆者もここ数年は、講師として参加しておりましたが、聴衆の皆さんは、感染性廃棄物の分別に、興味をお持ちのようで、A．感染性廃棄物では、分別が常に皆さんの重要な課題となるようです。何回も触れてきましたが、感染性廃棄物は、原則、分別の必要はありません。驚かれるかも知れませんが、実際に感染性廃棄物は、全体が1つの同じ仲間です。

　容器に段ボールを使う場合のみ、注射針は、突き抜けるので禁止、液状物は、液漏れがあるので禁止というだけです。この違いだけで、これは分別です。プラ容器を用いれば、感染性廃棄物は、1つの容器で、すべて廃棄可能です。分別は、プラ容器より安価な段ボール容器の使用のために分けるだけです。

　先のマニフェストとは全くと言って良いほど、内容が異なります。マニフェストは、怠ったり、誤ると不法投棄に繋がり、違反で罰金などが課せられます。

　しかし一方、ここでの根底にある、分類間違いは、後出の円グラフ（図表Ⅱ-18）で示すように、簡単なミスが、火災、爆破といった大きな事故に結びつきやすいということです。自分ばかりか、処理業者を始め、複数の人に危害を与えかねない危険なものであるという自覚をお持ちください。

　マニフェストと廃棄物そのものを比較すること自体に無理があります。しかし実際に携わっていらっしゃるのは、皆さん医療機関の方です。どちらもミスは、被害が生じますので、その中味の違いをこの機会に十分に理解してください。なぜかといえば、マニフェストは、事務上の間違いが主となります。一方、感染性廃棄物は、中間処理は、ほぼ焼却で、爆発等危険の原因だからです。

①感染性廃棄物の中間処理

　わが国では感染性廃棄物の中間処理は、95%が焼却により行っております。この方法で問題が起きないように、あらかじめ、廃棄物を中間処理に合わせて、仕分けするわけです。その基準になるのが、確定され公表されている分類です。その観点は、発火点・引火点です。分類は、その物質そのものの成分、発火点（温度）、引火点（温度）等がポイントです。ネットでは、特管廃油の分類の議論が盛んです。課題は、感染性廃棄物の滅菌が安全に実施され、同時に減容、すなわち灰となり、廃棄物の量が減ることです。ご存知の通り、プラ容器は蓋を開けて、分けて燃やすわけではありません。

　感染の危険性から、蓋の開閉は禁止で、その容器のまま、焼却炉に投入します。この中に、常温でも引火する特管廃油の類いが、紛れ込ん

でいたならどうなるでしょうか？　J&T環境株式会社の東京臨海エコクリーンの感染性廃棄物専用炉では、通常800℃のところ900℃で燃焼しております。ここに常温でも引火する液体が、プラ容器や瓶詰め、スプレー容器、中には、ボンベまで混入している場合があります。これでは、爆弾と同じです。

感染性廃棄物という分類に特別管理産業廃棄物という分類違いのものを混入することは、危険極まりないことです。これは、犯罪になってしまいます。このように感染性廃棄物に瓶やプラボトルなどに入った液体を入れることは、その時点で危険であり、厳禁です。

この基本に沿って、感染性廃棄物は、これのみ単独でプラ容器（鋭利物：黄色ハザードマーク。液状物：赤色ハザードマーク）、または段ボール容器（血液付着のプラチューブ、ガーゼなど：橙色ハザードマーク）で、感染性廃棄物のみ単独で廃棄してください。感染性廃棄物は、生体、血液などであり、瓶やプラボトル、スプレー、ボンベなどはあり得ません。

特管廃油（アルコール、キシレンなど）の廃棄には、感染性廃棄物のプラ容器に入れる選択肢はありません。廃棄は、個別のパッケージを開けずにそのまま、プラのトレイ、段ボール、バケツ等に入れて排出します。品名や種類を、必ず明記します。これを守れず、感染性廃棄物のプラ容器に入れることを本書では、**誤分類**と呼び、厳禁です。

ここでは、単純に生体である感染性廃棄物の滅菌を主目的とした中間処理の実施を考えてみます。

A．感染性廃棄物という生体中心の分類は、B．特別管理産業廃棄物という物質中心の分類とは、全く異なるものです。したがってこの時点で、中間処理に合わせて、分別自体も異なるもので、一緒には決してできません。最初から

別物です。これをなぜ医療機関では、うっかりであれ、一緒にしようとするのか理解に苦しみます。燃えやすいものを燃えている所に入れたなら、大変危険です。炉の壁が破損などしたら、修復には、多額の費用が掛かります。もし後出の統計のように負傷者など出れば、事故としての調べが入ります。他社では、冷蔵保管庫内の引火による火災が起きております。

本章で、最も重要なテーマは、**廃棄物の分類を正しく理解**していただくことです。廃棄の際の分類を誤らない方法と、誤って起きる事故を回避することであり、読者のみなさんが、安全な廃棄物処理を確実に行えるようになっていただくことです。

廃棄物処理法は、施行22年後にさらに細分化が進み、C．産業廃棄物から、分離・独立してB．特別管理産業廃棄物が産まれ、B．特別管理産業廃棄物の中の1項目として、1992（平成4）年にA．感染性廃棄物が誕生しました。このような経緯で、現在の廃棄物が揃いました。この3つの関係を正確に理解することは、感染性廃棄物の安全を確保する上での近道であり、重要なことです。廃棄物は、1つのものとして考えたいのですが、実は、集合体のようなもので、それぞれの中に、また、いろいろな種類が入っており、その中のものも、また似た仲間でグループを作っています。微妙にそれぞれ違いがあり、その結果、性状、反応、危険度合い等も微妙に異なってきます。これら特徴ある性状ごとにまとめたものが、現在の分類表です。

すでに、廃棄物の分類と種類は、第Ⅱ章1.廃棄物処理法と排出事業者責任で、廃棄物の分類表と共に一覧表でも見て頂きました。これらは、性質という特性を持っており、A．感染性廃棄物、B．特別管理産業廃棄物、C．産業廃棄物は、元々は、同じ分類で一緒でしたが、取り扱い上、不都合であり、ある基準で分離して、それぞれ独立しました。これにより安全が確保されてい

ます。一度独立したものは、廃棄物処理上危険
で、決して元の種類と一緒に処理はできません。

C．産業廃棄物から、B．特別管理産業廃棄
物は、分離・独立したので、同じ種類の物質が
あります。例えば、廃油、酸とアルカリなどで
す。B．特別管理産業廃棄物は、廃油でも引火
点が低く、特管廃油で70℃未満です。酸とア
ルカリも強酸と強アルカリで、phが異なるな
ど、すべてでグレードが高く、言い換えれば、
危険度も高いのです。このように、B．特別管
理産業廃棄物が一番上位に位置します。

A．感染性廃棄物は、B．特別管理産業廃棄
物の5項目の中の1項目です。ところが他は廃
油、酸・アルカリ等の化学的物質です。A．感
染性廃棄物だけは、感染性病原体とヒトの生体
そのものです。

わかりやすくするために、生体の各部の代表
として、体液を、そして、体液を代表するもの
として「血液等」が、A．感染性廃棄物の代表
として使われています。したがって、使用済注

射針も、血液の付着という点で該当します。標
準予防策と感染性廃棄物の関係も出てきますが、
標準予防策が出元で、同様の考え方で、「血液等」
は、「湿性生体物質」とも呼ばれております。

ここで重要なルールは、廃棄物は、他の分類
の廃棄物の混入は、危険であり、厳禁であると
いうことです。

②個人は針刺し事故、複数は火災・爆発など

感染性廃棄物には、個人の事故として針刺し
事故が、依然として残っています。現在の針刺
し事故自体は減ってはおりますが、皆無ではあ
りません。B型肝炎に替わって、C型肝炎が台
頭してきております。安全針を用い、プラ容器
の抑制を図るという脱炭素社会を目指すための
発想転換の試みが重要です。後に、安全針利用
によるプラ容器の抑制、リサイクルの解説をし
ます。

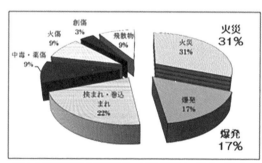

図1 中間処理での発災事象 （平成元年～平成10年）

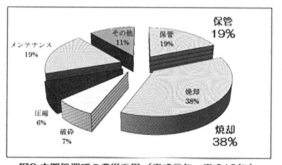

図2 中間処理での発災工程 （平成元年～平成10年）

　図2は、廃棄物処理として、主なる中間処理での事故の種類、事故発生の工程などを調べたものです。中間処理には、
焼却による滅菌、減容化、中和などの化学処理、破砕、粉砕、圧縮、脱水などの多くの工程があります。また取り扱う
物質の種類も多いです。処理に加えられるエネルギーや工程も多様です。中間処理の複雑さは、発災事象の多様さと同
時に、事故の発生した工程にも現れています。特に多成分で組成の多様な物質の焼却は困難であり、リスクの事前評価
が安全管理のポイントとなってきます。
　現在問題となっている感染性廃棄物への特別管理産業廃棄物の混入は、この図1で示す、発災事象の火災と爆発等を
伴うものであり、現に身近で起きております。中間処理業者からは、起きる現象の1位が、火災31%であり、
2位が爆発17%です。これは、廃棄物の処理する方法ではなく、明らかに持ち込む廃棄物の内容に起因しております。
容器に入っている感染性廃棄物は、まず疑いが持たれる、筆頭です。そして、収集運搬の処理業者に強くこの要請を出
していることであり、各医療機関のご協力を願う次第です。もし万が一このような事故が起きれば、感染性廃棄物の受
け入れを断わられる可能性さえ出てきます。
〔廃棄物処理施設技術管理協会、産業廃棄物処理施設事故事例調査報告書H26年3月〕

図表Ⅱ-18　中間処理での発災事象と発災工程（平成元年から10年）

・他の分類の廃棄物を入れた際の事故のパターン

　分類の異なる特別管理産業廃棄物の特管廃油の「手指消毒用アルコールスプレー」や、「有機溶剤」などを混入することが、大きな原因であると推定せざるを得ません。70%アルコール消毒液は、引火点が70℃未満で、24℃程度で引火するということで、普通の状態でも、スイッチ操作や静電気などでも引火します。これが800℃以上高温の焼却炉に投入されれば、当然、爆発です。そして、保管中の火災も十分に起こり得ます。この結果が、図表Ⅱ-18 の円グラフの左側で、中間処理の発災事象を10年間調査した統計です。

　筆者が心配していたように、火災が31%で1位、挟まれ・巻き込みが22%で2位、爆発は17%で3位、火傷は9%で4位と上位を占めております。

　右側は、どのような工程で起きたものかを示します。焼却38%、保管19%とこれも予想通り、焼却処理の関係が圧倒的であることが、統計で明らかです。

　現に、焼却前に一時的な保管中に発火して、感染性廃棄物の中間処理会社で大きな火災が起きています。種々、問題点がありますが、現在、運搬、中間処理の両方の業者から言われているのは、この火災や爆発の原因となる引火性の高いアルコール、有機溶剤などは、感染性廃棄物のプラ容器に入れないで欲しいということです。

　現在のプラ容器への特管廃油等の混入ですと、この統計を見ると、ご自分の医療機関でも保管中の火災、爆発は、あり得ると考えられます。直ちにお止めください。この後に、回避の方法を解説します。

　感染性廃棄物は、本来生体そのものです。瓶、缶、スプレー、プラボトル、ボンベ等々は、この時点で、生体、血液ではありません。これらを入れてはいけないというプロの感覚を身に付けてください。

　感染性廃棄物以外の物を、見えない、開けられないプラ容器に入れるのは、受け取る側は、見えないだけに危険であり、恐怖で、厳禁です。事件になれば、犯罪と同じで、医療機関は刑法または、高額の民事の賠償になります。

・廃棄物処理における事故原因

　図表Ⅱ-19 は、「事故の原因は何か？」をグラフにしたものです。数値は、複数回答の%、またこれを100分比換算したものです。まず、性状等の情報不足53%が挙げられます。次いで不完全な安定化処理35%が続きます。これも情報不足です。3位は、分別・表示不足33%と、まさにすべて情報不足です。複数回答では、121%を占めております。

　いかに廃棄物の情報が不足しており、排出事業者が処理する側の立場を考えておらず、廃棄物情報の伝達不足に起因しているかがうかがえます。これが前述した事故の多さの原因です。

　感染性廃棄物の定義とし、その周辺の分類の異なる特別管理産業廃棄物、産業廃棄物との関係を良く理解し、認識して頂き、これらを感染性廃棄物のプラ容器に入れないことで、感染性廃棄物の事故の大半は防げるといっても、過言ではありません。以下に図示し、それに合わせて、犯人である特別管理産業廃棄物、産業廃棄物の種類を挙げて、これを入れてはいけないというリスト作りの資料としました。

　ここまでは、主に次の図表Ⅱ-20 のB．特別管理産業廃棄物の主として、①特管廃油を中心にA．感染性廃棄物に混入してはいけない廃棄物として説明してきました。しかし図表Ⅱ-20 を見ていただければおわかりのように、そこには、他に②から⑤までがあり、これらすべてが、感染性廃棄物に入れてはいけないものです。ご注意をお願いします。

　特に、⑤PCBの他に、廃水銀等、廃石綿等（アスベスト）、廃溶剤などがあります。医療機関

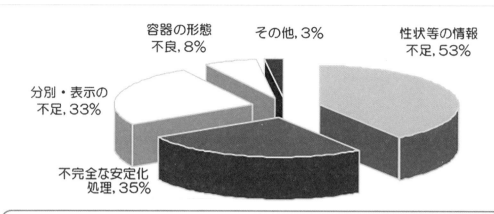

容器の形態
不良, 8%

その他, 3%

性状等の情報
不足, 53%

分別・表示の
不足, 33%

不完全な安定化
処理, 35%

WDS（Waste Data Sheet）の重要性
　委託処理では、医療機関からどのような廃棄物が排出されてくるか分からない。
→ グラフを見ても廃棄物に関する情報不足が、事故を招いている。不完全な安定化処理も、情報不足。
医療機関から処理業者に契約前に提出／及び新たな廃棄物が追加されるごとに提出

注：事故原因は複数あり、100%にならない。
　　見易さから100分比円グラフとした。

〔出典：全産連・産業廃棄物処理受託時の
情報提供及び排出の基準、2004.4　原典：厚生労働省・労働災害動向調査〕

図表Ⅱ-19　産業廃棄物処理過程における事故の原因

では、水銀血圧計、予備の水銀、水銀体温計などは壊れたものも含めて、少量であっても、廃棄は、感染性廃棄物に含めてはいけません。特別管理産業廃棄物として、処理業者に連絡の上、それぞれが明確にわかるように、個別で品名を明記して廃棄してください。

　また、町のごみ集積場などに水銀血圧計の排出は、厳禁です。水銀血圧計4台で、市町村の焼却炉は停止してしまいます。復帰には、修理のために3億円以上の費用と、数カ月の期間を要します。

③感染性廃棄物他の定義と特別管理産業廃棄
　物・産業廃棄物の関係
　ⅰ）感染性廃棄物の定義（原田試案）
　感染性廃棄物の定義としては、「血液など」を代表とし、A. 感染性廃棄物は、中心の二重線枠で囲まれたものが、感染性廃棄物のすべてです（図表Ⅱ-20）。

　通常、「血液など」と呼んでおり、血液の付着したものも、すべて感染性廃棄物といえます。標準予防策でいう「湿性生体物質」です。この定義を理解しておけば、感染性廃棄物の「分類」で迷うことはありません。感染性廃棄物は、原則、「分別」は不要です。

　そして重要なことは、感染性廃棄物であるものは、形状こそ違い、注射針、血液、血液の付着などありますが、1つの容器、プラ容器であれば、鋭利なものにも、液状物にも、固形物にも、対応可能です。すなわちプラ容器には、感染性廃棄物であれば、何を入れても良いということです。

　ここで、原田試案と従来の、「感染のおそれ」との大きな違いは、前者の原田試案は、図の生体内（二重線枠内）はすべて感染していると考え、感染の有無を考える必要はないということです。一方、後者の「感染のおそれ」は、感染の有無を考える必要があり、診療の現場では判断が付きかね混乱の原因になるということです。これは、標準予防策と同じ考え方です。

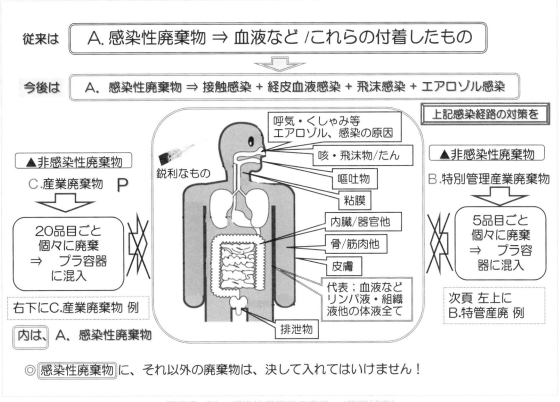

図表Ⅱ-20　感染性廃棄物の定義：（原田試案）

図の生体内は、二重線枠内で、すべて感染しているものと考えます。呼気・咳も、コロナウイルスを含んでいて、嘔吐物にはノロウイルスが存在していると考えます。その代表が、「血液など」で同じです。

ただし、現在の日本の感染性廃棄物では、血液だけです。新型コロナウイルスやノロウイルスも対象にするなら、エアロゾル感染も対象にしなければなりません。このように考えるのならば、例えばプラ容器内には、コロナウイルスの浮遊もあります。したがって滅菌のため、時折、次亜塩素酸ナトリウムを噴霧するなどします。現在、食品にかけても安全な次亜塩素酸ナトリウムが市販されています。

「血液など」の接触感染を感染の代表としますが、これからは新たにエアロゾル化するコロナ、ノロウイルスなども感染の対象にすべきと考えます。本書では、すべてこの考え方を基本

として、感染性廃棄物を扱うようにしております。

★ B.　特別管理産業廃棄物；
　　感染性廃棄物の付着無し　例示
・①特管廃油；70℃未満 引火性廃油 ガソリン 灯油類 軽油類・②強酸・③強アルカリ（除く④感染性廃棄物）・⑤特定有害産業廃棄物
・廃ポリ塩化ビフェニル（PCB）等・ポリ塩化ビフェニル（PCB）汚染物
・ポリ塩化ビフェニル（PCB）処理物・指定下水汚泥、・鉱さい
・廃水銀等、・廃石綿等（アスベスト）・廃油（廃溶剤）・その他
⇒ 特別管理産業廃棄物分類表参照

ⅱ）プラ容器に感染性廃棄物以外を入れるのは厳禁

図表Ⅱ -20 の二重線枠内を、同時に、「感染性廃棄物プラ容器」と仮定します。重要なことは、この生体図をしっかりと記憶し、これに他のいかなる廃棄物も混入してはいけないということです。最も入ると困るのは、特別管理産業廃棄物の特管廃油などの一部です。これらが入ると、この項目直前の円グラフで示した火災、爆発など、複数の人に被害が及ぶ事故に繋がる可能性が高くなります。

図表Ⅱ -21 で示すのは、B．特別管理産業廃棄物の廃棄の仕方の例です。

ご自分の医療機関には、B、C に該当する物として何があるか、特に、B．特別管理産業廃棄物などから調べて、スタッフ全員で確認することが必要です。リストを作り、写真などを感染性廃棄物のプラ容器の近くに掲示し、混入厳禁の周知徹底を図ってください。この作業は、臨床検査技師、薬剤師の方の業務が近いので、中心となってください。診療所も要注意です。

特に特別管理産業廃棄物の①特管廃油は、混入厳禁の筆頭です。以下、重複するので、「誤分類」、または「感染性廃棄物には他の物を入

れない」と略します。

収集運搬の処理業者や中間処理業者が本書に期待しているのは、医療機関の一部の方が、これらの物質を入れており、事故が実際に起きているということを知っていただくことです。医療機関の皆さんはプロであり、感染性廃棄物全体のルールを医療現場で守って頂きたいと切に願います。

ⅲ）処理業者が望む廃棄の方法

B．特別管理産業廃棄物、C．産業廃棄物を、感染性廃棄物のプラ容器に入れることは、厳禁です。それぞれ個別に、そのままの状態で廃棄するのが原則です。アルコール類、有機溶剤等の液体類は、混合も厳禁です。そのまま個別に廃棄です。

図は略しますが、1954（平成 29）年〜 2021（令和 3）年までの新しい統計では、令和 3 年の時点で、全産業は度数率（災害の頻度）2.09、強度率（災害の重さ）(0.09) です。しかし、廃棄物処理業は、度数率 7.36、強度率 (0.17) です。全産業と比べると、廃棄物処理業は、災害の頻度の度数率では全産業の 3.5 倍、災害の重さの強度率では 2 倍と、著しく大きな数字となっています。

このような背景から、医療廃棄物で、火災や爆発などにより、これ以上、処理業者に犠牲が出ないよう、感染性廃棄物のプラ容器への混入は避けたいものです。

この他にも、例えば、抗がん剤は暴露の危険があり、感染性廃棄物ではありませんが、後述の調査結果では、感染性廃棄物としての廃棄が、88％もあり大問題です。医療のプロとして、感染性廃棄物に特別管理産業廃棄物は、決して入れないという、単純なルールを使い分けて、全産業中で、最も事故が多い、処理業者の危険を減らしてください。

日常の業務だけでもご多忙の中、リストを作

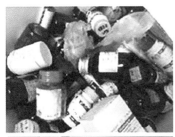
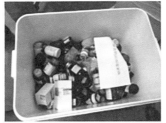
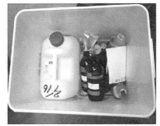
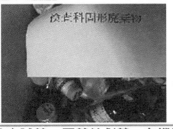

◎ 感染性廃棄物以外の特別管理産業廃棄物は、感染性廃棄物ではありません。
◎ 感染性廃棄物に決して混在させない。
◎ 液体は混ぜない。　◎ 酸とアルカリは分ける。
◎ 廃棄物の内容がわかるような表示が必要
　購入時にSDSから廃棄方法・分類を決定し表示付

検査試薬・医薬外劇薬・有機溶剤など、個別にそのままが原則

⇒ 個別の廃棄。分からなければ一言相談！

図表Ⅱ-21　感染性廃棄物以外の特別管理産業廃棄物
検査試薬・有機溶剤・特定有害廃棄物
協力；神奈川県　Y病院

るのは面倒かもしれません。分担するなり、協力しあって、安全・安心の下地を作ってください。また、処理業者は、知恵もデータもお持ちです。良い連携での協力を期待します。

　医療機関の方々も、ぜひ中間処理施設の見学をされることをお勧めします。

　産業廃棄物などは、展開検査などと言って、廃棄物収集場所に集荷した廃棄物を広い場所に並べて、直接、中身を調べます。感染性廃棄物のプラ容器は、出す側しかわからないため、受ける側からすると、中身のチェックはできず、火災、爆発の可能性があるのでは、と恐怖を覚え、不安になります。

ⅳ）感染性廃棄物データシート（WDS）様式例（原田試案）

　WDSとは、廃棄物データシート（Waste Data Sheet）のことです。

　図表Ⅱ-22に示すのは、感染性廃棄物の部分です。これに、ご自分の医療機関にある特別管

理産業廃棄物、産業廃棄物のリストを加え、特管廃油なり、注意事項を併記すれば、立派なWDSになります。簡単そうに見えますが、診療所など含めて、日本医師会の会員医療機関では、後述の環境省のWDS様式では、とても使えないとお叱りを受けています。ここにお示しするのは、大阪の処理業者のご協力を得て、作成したものです。環境省のWDSもインターネットで入手できますが、医療機関では、全くと言って良いほど、そのままでは使えません。そのために医療用を作成しました。特管用も作りましたが、リスト作成が先決です。

　このWDSは、「終わりに」で、事例を紹介しますが、このWDS次第で、飲料用の水道水に被害が及ぶ、大きな事件が起きております。廃棄物の情報は処理の上で、大変重要です。

・感染性廃棄物データシート（WDS）の記載のしかた（様式例図表Ⅱ-23）

　感染性廃棄物データシートには、特別管理産

感染性廃棄物データシート（WDS）（様式例）

☆本仕様書は排出事業者が委託処理予定者と相談の上、委託廃棄物すべてを記載し作成して下さい。
☆本仕様書の廃棄物の種類・名称毎に「廃棄物物性・安全データシート」を1枚づつ作成して下さい。
☆廃棄物の番号、種類・名称で対応して下さい。仕様書のコピーを品目数作成し、番号に丸印を付けて、
「廃棄物物性・安全シート」を各1枚づつでセットとして作成すると便利です。

年　　月　　日作成

★WDS：Waste Data Sheet
本シート感染性廃棄物用

データシート対応番号	排出事業者		名称：	部課名：		仕様書No. 担当者名：
	住所：〒					TEL： FAX：

	名称、形状、性状など	廃棄物種類	使用容器	容器の容量・排出依頼予定量
10、20	【感染性廃棄物】	＜特別管理産業廃棄物＞		
11	血液等	感染性廃棄物		（　　　　　）kg・ℓ・m3 ／ 個
12	（血液が付着した）鋭利な物（注射針、メス等）		□密閉プラ容器	依頼予定数量 ／ 年・月・週・日
13	鋭利なもの（試験管、シャーレ等の破損物）		□ポリタンク	
14	その他、血液等が付着したもの（廃プラスチック類、手袋等）		□ダンボール箱	（　　　　　）kg・t・ℓ・m3・個
15	汚染物もしくはこれらが付着したもの（廃プラスチック類等）		□ポリ袋	
16	感染症病床、結核病床、手術室、緊急外来室、集中治療室、検査室において治療、検査等に使用の後、排出された廃棄物		□その他 （　　　　　）	
17	そのほか感染の可能性があるもの （環境省マニュアル：感染症の種類参照）			
21	手術等に伴って発生する病理廃棄物 （臓器・組織、これらの類似物）	※	□密閉プラ容器	（　　　　　）kg・ℓ・m3 ／ 個
22	病原微生物の試験・検査に使用したもの （培地、実験動物の死体等）		□ダンボール箱	依頼予定数量 ／ 年・月・週・日
23	血液等が付着したもの（紙くず、ガーゼ、包帯等）		□ポリ袋	（　　　　　）kg・t・ℓ・m3・個
24	汚染物もしくはこれらが付着したもの（紙くず、繊維くず等）		□その他	

環境省WDS；https://www.env.go.jp/recycle/misc/wds/mat03.pdf

	名称、形状、性状など	廃棄物種類	使用容器	容器の容量・排出依頼予定量
30	【廃酸：水素イオン濃度指数(pH)が2以下（pH ≦ 2）の液体】	＜特別管理産業廃棄物＞	□ポリタンク	（　　　　　）kg・ℓ・m3 ／ 個
31	充填剤（アマルガム）	廃酸（pH ≦ 2）	□その他	依頼予定数量 ／ 年・月・週・日
32	レントゲン写真 定着液		（　　　　　）	（　　　　　）kg・t・ℓ・m3・個
33	酸洗浄液			
34	その他（　　　　　）			

☐	35	【廃アルカリ：水素イオン濃度指数(pH)が12.5以上の液体】	＜特別管理産業廃棄物＞	□ポリタンク	（　　　　　）kg・ℓ・m3 ／ 個
	36	消毒剤（オキシシアン化水銀等）	廃アルカリ（pH ≧ 12.5）	□その他	依頼予定数量 ／ 年・月・週・日
	37	その他（　　　　　）		（　　　　　）	（　　　　　）kg・t・ℓ・m3・個
	40	【廃油：引火点70℃未満の引火性液体】	＜特別管理産業廃棄物＞	□ポリタンク	（　　　　　）kg・ℓ・m3 ／ 個
	41	キシレン	廃油（引火点70℃未満）	□その他	依頼予定数量 ／ 年・月・週・日
	42	廃溶剤（シンナー、アルコール類）		（　　　　　）	（　　　　　）kg・t・ℓ・m3・缶・袋・個
	43	灯油、ガソリン等の燃焼油			
	44	その他 引火点70℃未満の引火性液体（　　　　　）			
	50	【廃酸：水素イオン濃度指数(pH)が2から中性までの酸性液体】	＜産業廃棄物＞	□ポリタンク	（　　　　　）kg・ℓ・m3 ／ 個
	51	ホルマリン	廃酸（pH2.0を超え～中性）	□その他	依頼予定数量 ／ 年・月・週・日
	52	その他（　　　　　）		（　　　　　）	（　　　　　）kg・t・ℓ・m3・個
	55	廃アルカリ：水素イオン濃度指数(pH)が12.5未満から中性までのアルカリ性液体	＜産業廃棄物＞	□ポリタンク	（　　　　　）kg・ℓ・m3 ／ 個
	56	現像液	廃アルカリ（中性～pH12.5未満）	□その他	依頼予定数量 ／ 年・月・週・日
	57	その他（　　　　　）		（　　　　　）	（　　　　　）kg・t・ℓ・m3・個
	60	【廃油：引火点70℃以上の引火性液体】	＜産業廃棄物＞	□ポリタンク	（　　　　　）kg・ℓ・m3 ／ 個
	61	入院患者の給食に使った食用油	廃油	□その他	依頼予定数量 ／ 年・月・週・日
	62	冷凍機やポンプ等の潤滑油			
	70	【汚泥：毒性のない固形状のもの】			
	71	硫化クロム			
	72	その他（　　　　　）			
	80	【廃プラスチック類】			
	81	塩化ビニル含有	廃プラスチック類	□ダンボール箱	依頼予定数量 ／ 年・月・週・日
	82	その他（　　　　　）			
	90	☆その他		□密閉プラ容器	（　　　　　）kg・ℓ・m3 ／ 個
	91	（　　　　　）	＜□特別管理産業廃棄物＞	□ポリタンク	依頼予定数量 ／ 年・月・週・日

> 容器に入れる廃棄物は、中間処理方法により異なりますが、感染性廃棄物以上に、ここでいう各医療機関等の禁忌品の類は、詳細に記載すべきです。
> 委託基準違反だけでなく、損害賠償、業務上過失傷害・致死罪などを問われる可能性があります。事前に処理業者とも相談し、漏れがないように、契約以前にあらかじめ文書で提出してください。途中での追加廃棄物を含め、性状等の情報の追加の提供などは、速やかにし危険回避に努めましょう。

全産連；感染性廃棄物処理マニュアル改定案も参考にしてください。

図表Ⅱ-22　感染性廃棄物データシート（WDS）の記載のしかた　様式例

廃棄物データシート　WDS

1	提出年月日		年　　月　　日		□　新規	□　変更
2	排出事業者　排出事業場	名　称		電話		
		住　所		責任者		
3	廃棄物種類	特別管理産業廃棄物　感染性産業廃棄物				
4	廃棄物の性状	□　右記の物すべて　　　　□　固形状の物　　　　□　鋭利な物　　　　□　液状又は泥状の物				
5	廃棄荷姿	□　密閉式ポリ容器　□　液体用密閉式ポリ容器　□　ダンボール（鋭利物不可）　□　その他				
		相互に合意した容器を使用し、それ以外の容器は使用しない。				
6	排出予定数量	（　　　）箱・kg・リットル・本・式　／　週・月・年　※著しい増減がある場合はWDSを再提出する。				
7	感染性廃棄物の定義	「感染性廃棄物」とは、人が感染し、若しくは 感染するおそれのある病原体が含まれ、若しくは付着している廃棄物又はこれらのおそれのある廃棄物。				
8	廃棄物の取扱い	感染防止のため、手袋、マスク、キャップ、フェイスシールド等の個人防護具（PPE）を適宜使用する。				
		標準予防策に準じ、全ての患者の体液、組織には病原体があるものとして考える。				
		未知のウイルスなど感染のリスクが少しでもある廃棄物は必ず感染性産業廃棄物として分別する				

排出事業者確認事項（下記項目9～12）

9	専用容器の取扱い	注意事項	容器は取扱いにより、破損・鋭利物の突出・内容物漏洩の可能性がある。
		使用開始時	容器が破損していないか確認する。
		使用時	容器を乱暴に扱わない。
			廃棄物は容器に対して適正な容量と重量を厳守しつつ、廃棄容器の節減に努める。
			適正容量の目安は容器の8割程度。変形・鋭利物突出の原因とならぬように留意する。
			適正重量の目安は使用する容器の容量と強度に応じて相互に確認する。
			廃棄物を投げ入れない。
			未使用、非感染性でも鋭利物、破損して鋭利になりえる物は感染性と同等に取扱う。
		排出時	容器外周に感染物が付着していないことを確認する。
			容器の変形、破損がないことを確認する。
			容器が確実に密閉されていることを確認する。
			鋭利物が突出していないことを確認する。
			内容物の漏洩がないことを確認する。
			容器外周が汚染されている場合は消毒をする。
			液体が入っている場合は、漏洩事故防止のため収集運搬担当者に伝える。

下記の物は感染性産業廃棄物容器内へ混入しない

10	禁忌品	重金属等の有害物質	人体と環境へ重篤、重大な悪影響を及ぼす水銀などを含む有害物質。
		試薬類	収集運搬から最終処分までの過程で、毒性ガス・火災・爆発等の発生原因となるもの。
		引火性物質	収集運搬から最終処分までの過程で、火災・爆発の発生原因となるもの。
		爆発性物質 発火性物質	リチウムイオン電池を含む製品・スプレー缶・ライター・ボンベ等
		放射性物質	廃棄時、法令で定められた以上の濃度・線量のもの。
		違法な物	違法な物・社会通念上不適切なもの。
11	特記事項		
12	その他	感染性産業廃棄物について不明な点や質問等がある場合、直接取引のある業者へ問い合わせる。	

上記記載事項を相互に確認した

排出事業者	名称	責任者名	印
収集運搬業者	名称	責任者名	印
処分業者	名称	責任者名	印

図表Ⅱ-23　医療関係機関等廃棄物データシート（WDS）及び記載上の注意事項、適正処理のための相互確認事項（東京都産業資源循環協会）

業廃棄物用の詳細版もありますが、省略します。

　掲載したシートでは、特別管理産業廃棄物の存在が、まず判明していることが重要です。同じ要領で、品名と注意事項、梱包などを医療機関の事情のままで記載し、統一化を図っていけば良いと、当初は考えました。

　10から29は感染性廃棄物、30から39は産業廃棄物、40から79は特別管理産業廃棄物、80から89は産業廃棄物、90からはその他、サンプルとして並べました。

　日医総研のサイトから入手できましたが、今後は、一般社団法人アダモスホームページをお借りして、掲載のご案内を出すようにいたします。http://adamos.jp/index.html

　特管廃油他は購入時に、廃棄となった時の分類を決めて、色別などで管理すると、後に大変

楽に安全に廃棄することが可能になります。

・医療関係機関等廃棄物データシート（WDS）
及び記載上の注意事項

図表Ⅱ-23 に、適正処理のための相互確認事項、東京都産業資源循環協会の医療廃棄物委員会の杉本大輔氏が中心となって、長年研究されてまとめたものを示します。

WDS を記載する際には、排出事業者確認事項をはじめ、注意事項等も、参考にしてください。

ⅴ）個人の事故防止

近年、プラスチックが貴重な資源となっています。そのため、焼却が炭素を増やす方向に働くようであれば、極力、プラ容器の使用を減らすべきです。その意味から、針刺し事故防止に安全針を用いれば、針刺し事故も防げ、プラ容器を用いず、段ボール容器で廃棄が可能になり、大きな費用と CO2 削減も可能で、一石二鳥です。

安全針の活用を高める方策を考えました。安全針であれば、採血終了時に、針先は自動的にカバーされるので、針刺し事故は起こりません。鋭利でなくなれば、廃棄にはプラ容器は不要で、段ボール容器で十分です。プラを削減し、安価の上、CO2 も削減でき、まさに一石三鳥です。

現在は、注射針に対応の段ボール容器も販売しております。プラ資源の節約と CO2 削減を考えれば、感染性廃棄物も、新品のプラ容器にばかり頼らない方法を模索すべき時代に来ています。このような考え方が、少しずつ進展するなら、次の分別についても新たな展開ができてきます。現時点は、残念ながらまだ現状にとらわれておりますが、現場の方でも少しずつ改革の方向に行動して頂き、新品のプラ容器を感染性廃棄物と一緒に焼却する資源の無駄遣いを改善し、地球温暖化を少しでも防ぎましょう。

ⅵ）感染性廃棄物の定義と標準予防策

廃棄物処理法施行の 22 年後に、ある感染事故をきっかけに、感染性廃棄物という新たな概念の廃棄物が誕生しました。このために産業廃棄物から、さらにグレードの高い廃棄物を集め、「特別管理産業・一般廃棄物」を新設しました。この中の 1 項目として、「感染性産業・一般廃棄物」は、位置づけられました。これは、廃棄物処理法の法律の次に位置する施行令（政令ともいう）の条文の後ろに付いている別表で、「感染または、感染のおそれ」と抽象的で、あいまいな表現で出てくるだけです。

しかし、別表中段で、感染性廃棄物は、「医療関係機関等から排出する」と定義しており、医療関係機関等も具体的に示されています。覚えておくことは、「感染性廃棄物、感染性産業廃棄物、感染性一般廃棄物のいずれも医療関係機関等からしか、排出されません。」ということです。

一方、感染性産業廃棄物は、産業廃棄物である金属、ガラスなどに血液が付けば、感染性産業廃棄物であり、感染一般廃棄物は、一般廃棄物である紙や布などに感染性の血液などが付着、布おむつに便が付けば、感染性一般廃棄物となります。

実際には、「感染性産業廃棄物」、「感染一般廃棄物」は、区別しないで、「感染性廃棄物」として、医療機関からのみ排出が可能です。紙おむつは、感染性一般廃棄物であり、市町村が収集しているところもあります。

なお、在宅医療の範囲では、出血ということは起こりません。もし出血があれば、これは救急車を呼ばなければなりません。家庭から排出される「在宅医療廃棄物」は、明らかに感染性廃棄物ではありません。点滴針などは、医師、看護師等が、医療機関に持ち帰っております。

感染性廃棄物、感染性産業廃棄物、感染性一般廃棄物の関係の矛盾を理解するだけで、かな

りの時間を費やしました。「感染性廃棄物」を用いてください。感染は、次の「血液など」で判断してください。

　先の危険な特別管理産業廃棄物を、感染性廃棄物に決して入れないなどの十分な理解をし、これらの周知徹底に力を入れてください。

　わが国の感染性廃棄物の感染定義は、実務面は「感染のおそれ」では決め手に欠くことから、米国の体液の代表としての「血液など」、あるいは「血液の付着」の有無が、感染性廃棄物の判断に使われております。これは、エイズの流行に対して1985年に生まれたCDC（Centers for Disease Control and Prevention：米国疾病対策予防センター）の普遍的予防策（ユニバーサル・プリコーション：universal precaution）に端を発します。米国で医療従事者をエイズの感染から守るためにできたものです。これが、1996年に発展的に改正され、標準予防策（スタンダード・プリコーション：Standard precautions）となり、発表され、今日に至っております。血液などは、「湿性生体物質」という言葉で用いられております。感染性廃棄物の説明をするには、標準予防策の感染防止の考え方が基本で重要です。

　感染の定義は、**図表Ⅱ-20** の人体の⬭の内側そのものが、感染性廃棄物です。

　なお、感染性廃棄物については、標準予防策も、臓器、注射器他、物品に関しては、「容器に入れて、遮断する」という考え方です。

　プラ容器の使用等でも、日本もほぼ同様です。この点は、単回使用の手術器具も、血液などの付着さえ滅菌すれば、一部では再製造（単回使用医療機器再製造R-SUD：Single-Use Device）として、いわゆる手術器具の再使用を実施に移しているのが米国です。R-SUDは、日本でも実施されています。米国のステリサイクル社では、感染性廃棄物容器を、容器内の廃棄物だけを高圧蒸気滅菌装置へ自動で投入し、

その後容器は、自動で滅菌し、再使用しております。

　貴重なプラのためには、わが国でもプラ容器の再使用も、視野に入れても良い時代になったのではないでしょうか。この他の課題としては、標準予防策もエイズの予防から発展したため、「血液など」が、感染の代表としております。唯一の注意すべき点は、新型コロナ感染症は、エアロゾ感染です。血液などだけでは、対処できません。空気感染等という感染経路に対しての感染性廃棄物の方策の確立が求められます。

vii）混入厳禁の廃棄物リスト

　B．特別管理産業廃棄物なり、C．産業廃棄物の個々の物質をA．感染性廃棄物と一緒のプラ容器に入れること自体、厳禁です。収集運搬処理業者、焼却等の中間処理業者、両者からの切なる願いです。具体的対策として、すでに触れたように、特別管理産業廃棄物の特管廃油を中心に、その品名に該当する物品を医療機関で調査し、この写真などを添えて掲示し、「プラ容器に入れること厳禁」の周知徹底をお願いいたします。

　同時に、特別管理産業廃棄物、産業廃棄物等の廃油ほかは、物品ごとの個々の廃棄が原則であることも合わせて周知徹底を図ってください。そのために感染性廃棄物のプラ容器に入れてはいけない物品の調査すべき具体的な例示も、B．特別管理産業廃棄物、C．産業廃棄物として、その中の分類を示しました（p.34～38）。

　これに該当する具体的な薬品、物質のリストを作成して、写真などを添えて、感染性廃棄物のプラ容器の近くに掲示して、相互確認し、周知徹底をお願いいたします。

viii）B．特別管理産業廃棄物、C．産業廃棄物の廃棄

　上記B．C．の廃棄は、個々の薬品、物質等

のそのままの容器・梱包のままの廃棄が原則です。前出のとおり、トレイ、段ボール、ポリバケツ等に入れます。これらの中身を出す、混合等は、厳禁です。

ラベル等が明確に見えるようにして、個別に廃棄します。この徹底もお願いいたします。

このB．特別管理産業廃棄物、C．産業廃棄物の廃棄が徹底すれば、自ずと感染性廃棄物のプラ容器への特別管理産業廃棄物他の混入も無くなります。

④感染性廃棄物の分別

ここでは大きな分類ではなく、感染性廃棄物の中の分別について、感染性廃棄物分別フローチャートに沿って、考え方を説明します（図表Ⅱ-24）。

すべてにプラ容器を用いるのであれば、感染性廃棄物は、すべて１つのプラ容器に入れても問題はありません。しかし、ここでの「分別」の目的は、同じ感染性廃棄物であっても、鋭利

でなく、また液状物でないものも多数あります。これらは、プラ容器を用いなくても、段ボール容器でも十分対応可能です。これはプラ容器節約、CO_2削減の目的のための分別と言えます。

図表Ⅱ-24 に示すように、★液状物／感染性廃棄物以外の特別管理産業廃棄物は必ず、別扱いを励行します。図中★左下の ◣ の部分を参照してください。前提として、基本的に産業廃棄物、特別管理産業廃棄物と判明しているものは、感染性廃棄物ではありません。分類が違い、対象外の扱いです。

しかし、そのままフローチャートを最初から見ていっても、特別管理産業廃棄物、あるいは産業廃棄物と判別は可能です。産業廃棄物、特別管理産業廃棄物の各種類まで収載するとかなり長いフローになるので、ここでは感染性廃棄物の部分だけに限定しました。

ⅰ）フローチャートによる分別の進め方
・鋭利なものか、どうかです。鋭利であれば、

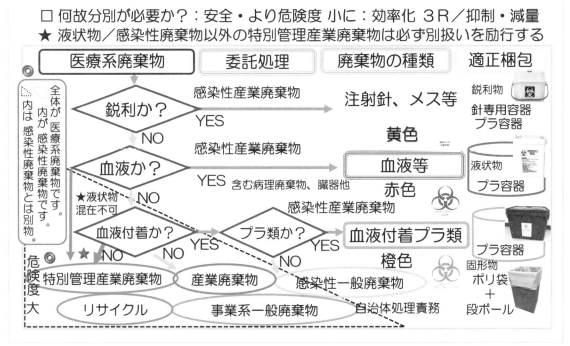

図表Ⅱ-24　医療系廃棄物新分別フローチャートと適正容器　原田試案

YES で右方向、注射針、メス等となり、色は、黄色のハザードマーク付きプラ容器収納です。

このフローでは、安全針は、専用段ボール箱収納、右下のハザードマークで、橙色です。
・血液か、どうかです。現状では、血液そのままということは稀であり、通常はビニールパック入りです。人工血液については、明確に区別がついていれば、血液扱いにしないで良いでしょう。しかし紛らわしい種類の形状の人工血液等は、「血液扱い」とします。

なお、病理廃棄物、臓器の類いは、液状物扱いとして、注にある通り、右方向で、血液などの部分に含まれます。ハザードマークは、赤色で、プラ容器に収納します。

「血液など」は、体液の代表としての表現です。体液ですので、赤色ばかりでなく透明のものもありますが、その可能性のあるものは、すべて「血液など」に含めます。
・血液付着か、どうかです。これも上記と似て

いて、可能性のあるものは、すべて含まれます。

そして、血液付着の場合には、感染性産業廃棄物と感染性一般廃棄物と区分する場合には、付着しているものが、プラスチックや金属の産業廃棄物であれば、右手の④感染性産業廃棄物となり、血液が一般廃棄物である布や紙に付着しているのであれば、右下の⑤一般廃棄物である感染性一般廃棄物となります。

紙オムツなどの感染性一般廃棄物は、自治体によっては回収してくれる所もあります。このような場合には、紙オムツの区分が必要です。
・その他、フローチャートでは、④感染性産業廃棄物、⑤感染性一般廃棄物と分けましたが、現在は、両方を区別しないで、「感染性廃棄物」一本で、容器も一緒で収集運搬しているのがほとんどです。

特別管理産業廃棄物の許可で、事業の範囲に「感染性廃棄物」と記載ある処理業者により収集運搬が可能です。中間処理も処分の許

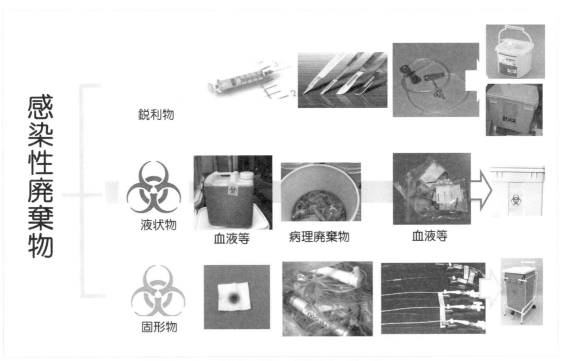

感染性廃棄物

鋭利物

液状物　血液等　病理廃棄物　血液等

固形物

図表Ⅱ-25　感染性廃棄物の分別例とハザードマーク

可で、事業の範囲に「感染性廃棄物」の記載
がある処理業者により焼却処理が可能です。

・血液の付着が無いものは、明らかに感染性
廃棄物ではありません。フローチャートの左
下の ◣ 部分、一番下から1、2行目の特
別管理産業廃棄物、産業廃棄物、リサイクル、
事業系一般廃棄物がこれに当たります。

　これらは、それぞれの廃棄物の分類に従い
ます。排出もそれぞれの品目別の注意事項に
従い、排出します。分別しないで一緒にして
良いというルールは、すべて焼却処理する感
染性廃棄物のみが許されます。

ⅱ）感染性廃棄物の分別と使用容器

　感染性廃棄物内での分別は、感染性廃棄物の
性状に応じて容器を選び、その性状に応じたハ
ザードマークを添付することが推奨されており
ます。ハザードマークは、以下の通りです。

　鋭利なもの（注射針等）……黄色

　液状または、泥状のもの（血液など・内臓等）
……赤色、固形状のもの（血液が付着したチュー
ブ類、ガーゼ等）……橙色・オレンジ色、感染
性廃棄物であるが分別排出が困難なもの、また
は、診療所等小規模で分別の必要がない場合
……黄色、となっております。これは、鋭利な
ものが最も危険であるからです。

　図表Ⅱ-25 は、先のフローチャートにより、
分別された結果の例示です。

　この感染性廃棄物は、鋭利なものであれば、
プラ容器で、バイオハザードマークは、黄色で
す。また、液状物、泥状物であれば、プラ容器で、
バイオハザードマークは、赤色です。鋭利物無
しで、液状物でもなければ、チューブ類や、そ
の他血液など感染性廃棄物が付着の場合は、ポ
リ袋入りの段ボール箱です。ハザードマークは、
橙色、または、オレンジ色です。これは感染性
廃棄物の主に形状による分別です。

　繰り返しになりますが、段ボール箱には、鋭

利なものは、決して入れない、液状物を入れな
い、詰めすぎない等の注意が必要です。詰めす
ぎないは、プラ容器も同じです。8割程度が適
しております。液状物の瓶、プラ容器入りのも
の、スプレー、ボンベなどの物体は内容物も、
感染性廃棄物ではありません。個別の廃棄が原
則です。

⑤医療機関における感染性廃棄物等の排出実態
　（アダモス調査）
ⅰ）感染性廃棄物の容器の使用状況

　医療機関の分別と適正容器の使用について、
フローチャート、写真等で見てきました。

　ここでは、具体的容器の種類の使用状況につ
いての実態調査の結果がありますので、参考に
しました。診療所は、調査結果を数字のみです。
病院は、グラフで示しました（図表Ⅱ-26）。

　※調査に協力し、一部を転載しました。

ⅱ）診療所

　内容も1つのプラ容器に分別無しで良いの
で、如実にこれを表しており、プラ容器のみが
圧倒的で84%です。次いで、プラ容器と段ボー
ルの組合せが13%です。この2つで97%です。
プラ容器・針専用容器・段ボールの組合せは、
わずか3%ですが、針専用容器を使用と、いず
れも適切です。予想以上の結果でした。

ⅲ）病院（図表Ⅱ-26）

　病院は、プラ容器・針専用容器・段ボールの
組合せが最も多く41%です。次いで、プラ容
器と段ボールが14%となっており、この2つ
の組合せで計55%です。針専用容器の使用率
も、高く、針専用容器の使用は、理想的な組合
せといえます。

　その他は、プラ容器と段ボール、ポリ袋の使
用が12%あるのには驚きました。これは100
床の病院の一部です。他でも3%が使用、計
15%がポリ袋を用いております。

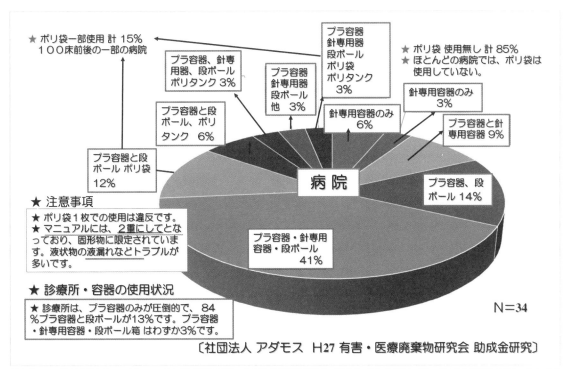

〔社団法人 アダモス　H27 有害・医療廃棄物研究会 助成金研究〕

（協力：一般社団法人 アダモス／本調査は有害・医療廃棄物研究会 2014（平成 26）年、助成金研究で行いました）
一般社団法人 アダモス調査の全体は、http://adamos.jp/pdf/jittai.pdf　に収載
図表Ⅱ -26　感染性廃棄物排出実態調査・病院の廃棄物容器の使用状況

　ポリ袋は、マニュアルに二重にするようにとありますが、問題が多く、感染性廃棄物に関しては、使用は止めるべきです。今回のマニュアル改訂（令和４年６月）でも、前回でも外すと言いながら、結局残しております。マニュアルでは、ポリ袋は二重にして使用となっていますが、実際には見たことがありません。

　今回の改訂は平成 30 年から令和４年、内容も伴っていました。その下案を受けている財団が責任を持って、継続的審議をしていたなら、このような針刺し事故を増やすような文言を入れたりするはずがありません。全国産業資源循環連合会からもプラ袋を外すようにと強い要望が、以前から改訂案で出されていました。早急の善処を望みます。プラ袋は、包装等の廃棄には使用可能ですが、感染性廃棄物には、使用不可です。

　調査の結果に戻ります。病院のその他は、ポリタンク使用などの組合せ 12％、プラ容器と針専用容器を使用９％、プラ容器のみ６％、針専用容器のみ３％と多様です。

　病院では、感染性廃棄物以外の廃棄物として、産業廃棄物、特別管理産業廃棄物もあり、これらについては、病院の判断での回答となっております。抗がん剤の廃棄については、別途、後述します。

2）やってはいけない排出事例
①感染性廃棄物と分類の異なるものの例
・火災、爆発の危険な例

　図表Ⅱ -27 は、神奈川県内で実際に感染性廃棄物の容器に混入されていたものです。

　これは、少なくとも感染性廃棄物ではありません。ガスボンベ、リチウム電池（要注意）を使ったものは、爆発を起こします。医療で扱うボンベもありますが、人体の一部ではないし、人体

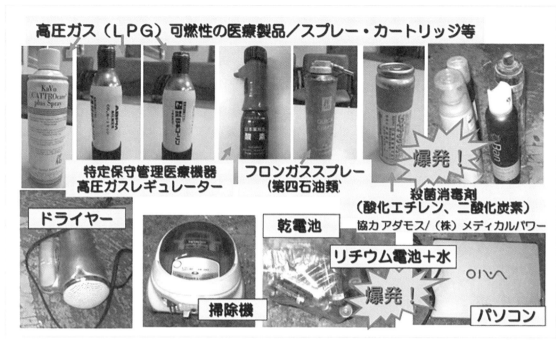

高圧ガス（LPG）可燃性の医療製品／スプレー・カートリッジ等

特定保守管理医療機器
高圧ガスレギュレーター

フロンガススプレー
（第四石油類）

爆発！

殺菌消毒剤
（酸化エチレン、二酸化炭素）
協力アダモス／（株）メディカルパワー

ドライヤー

掃除機

乾電池

リチウム電池＋水

爆発！

パソコン

図表Ⅱ-27　感染性廃棄物への不適正分別（神奈川県内事例）

に直接関連もないので、感染性廃棄物ではありません。ましてやドライヤー、掃除機、乾電池、パソコンに至っては、何を考えてこのようなことをするのかと、処理業者の方に聞かれました。

マニュアルには、感染性廃棄物の分別なり、容器の使用なりと出てきますが、実は、感染性廃棄物であれば、分別しなくても良いことになっておりますし、事実、大きな障害、危険性はありません。

感染性廃棄物そのもので、注射針など鋭利なものは危険なので、プラ容器を使用し、段ボールは使用できません。血液は、液体です。ビニール＋段ボールでは、液漏れを起こすので、使用できません。

その他血液が付着したものは、段ボールでも、支障ありません。形状のみで、適した容器を選んでいるだけです。事実、診療所では、プラ容器1つで済ませている診療所が多数あります。

②医療機関からの不適切処理による搬出例
・最も犯してはいけない事例

ビニール袋に直接注射針が廃棄されている事例です。すでに針刺し事故が起こっております。この写真（図表Ⅱ-28）を入手した時には、唖然としました。収集運搬処理業者は、当然、排出先は承知しております。処理業者側からも申し入れはしておりますが、改善されたとの連絡はありません。写真だけでの推定ですが、確かに採血用の翼状針ではないようです。通常の薬液を注入する注射針と見られます。可能性としては、感染の危険は低いでしょう。しかし、感染しないという保証はありません。医療機関として、このような処理業者が危険を被る行為をしていることは、恥ずべきことです。

早急に、ビニール袋の使用は禁止することです。針刺しを受けた側が、訴えて裁判となれば、刺された側が勝訴、または和解となり、医療機関側が驚くほどの高額の補償金の支払いとなる判例がいくつか出ています。

・段ボールに液状物は入れない
搬入後、冷蔵状態であったものが解凍され、

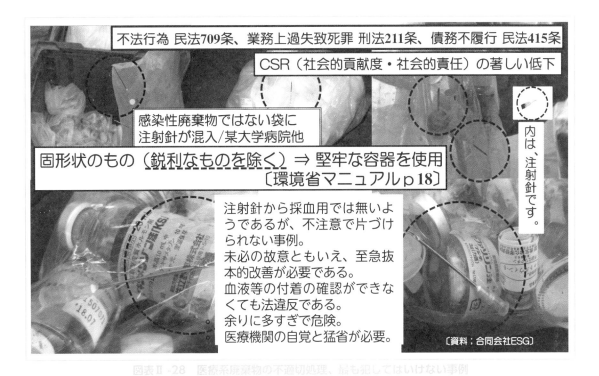

図表Ⅱ-28　医療系廃棄物の不適切処理、最も犯してはいけない事例

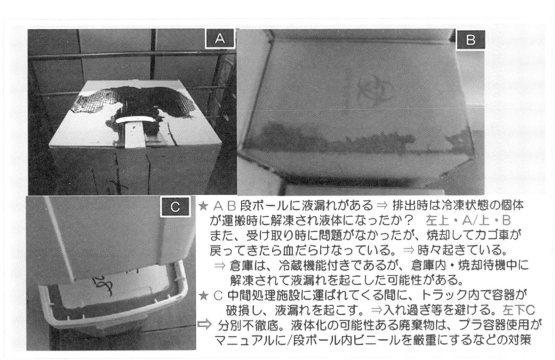

図表Ⅱ-29　感染性廃棄物不適切事例、段ボールに液状物は入れない〔J&T環境（株）提供〕

容器の破損も重なり、血液漏れが生ずるケースは、多いようです。投入の途中で、手で運ぶ場合などは手袋をしていても衣服にも付着します

し、感染の危険があります。

あるいはその後、中間処理施設では、このままでは扱えず、大変危険なケースです。直ちに

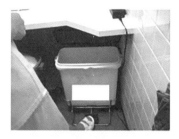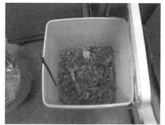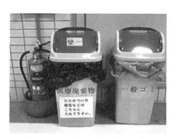

容器に医療機関名・部署・内容物・日付等が表示されており、追跡が可能。

針等の鋭利なものを廃棄の際は入れ過ぎないように重量に注意が必要

医療機関待合室
ここでも分別されている。

ペースメーカー投入は、容器に印など。電池が爆発の危険

分別の際には同じものを集めることによって、重過ぎが起きる。
透析診療でポリ塩化ビニル（塩ビ；ＰＶＣ）が集まり過ぎ焼却の際に炉を傷めるなどの弊害も出ています。処理業者と相談。

図表Ⅱ-30　医療系廃棄物の適切処理の例

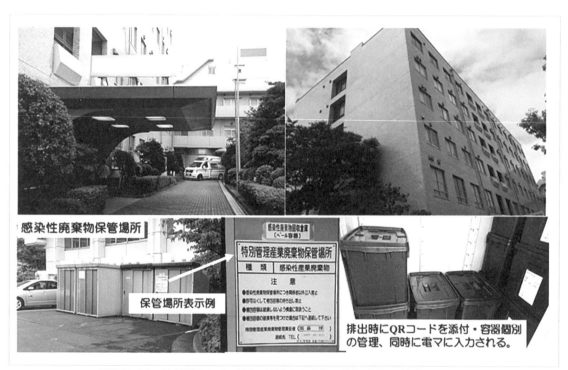

感染性廃棄物保管場所

保管場所表示例

排出時にQRコードを添付・容器個別の管理、同時に電マに入力される。

図表Ⅱ-31　神奈川県内 O 病院；地域中央病院・救急病院の適切処理の例 1

プラ容器に替えるなど改善するべきです。

③医療系廃棄物の適切処理事例

・医療系廃棄物の適正処理事例（大阪市、一般
病院）（図表Ⅱ -30）

・救急病院における適正処理事例（神奈川県内）
（図表Ⅱ -31、32、33）

　Ｏ病院は、病床数300床、地域中核病院と
して機能すると同時に、救急病院としても地域
に貢献をしています。医療安全管理には、院
長のもとに医療安全管理委員会、リスクマネ
ジャー委員会、事故調査委員会、医療安全管理
室等が組織され、活発に活動しています。

　感染性廃棄物については、早くから安全針も
用いるなどしています。またアダモス会員の処
理業者が担当しており、QRコードを用いたト
レーサビリティシステムによる容器ごとの不法

投棄防止などと共に、電子マニフェストに連動
するなど感染性廃棄物管理を行っております。

　安全針を含め、通常注射針も、余分な動作に
よる危険回避から、１つの容器に廃棄を行って
おります。採血以外では、針専用容器の使用
も、通常のプラ容器での注射針の回収、その他
は、段ボール容器とその診療場面に適した方法
を取っております。特記すべきは、廃棄物分別
表（図表Ⅱ -33、右上）に各器具、プラ製品の
取り扱いがイラストで説明されており、熟練者
も経験の浅い人も統一された正確な取り扱いが
可能となっております。

　前述した感染性廃棄物のプラ容器に混入厳禁
の特別管理産業廃棄物などは、これと同様に、
ビジュアル化して、誰もが注意できる望ましい
方法です。

④感染性廃棄物に決して入れてはいけない廃棄物（図表Ⅱ -34、35）

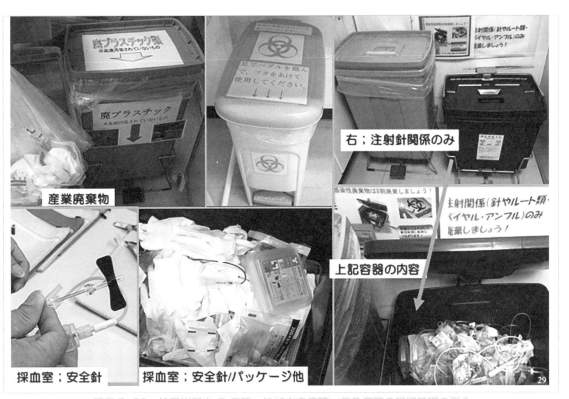

図表Ⅱ -32　神奈川県内 Ｏ病院：地域中央病院・救急病院の適切処理の例2

感染性廃棄物の分別、容器収納で問題となることは、感染性廃棄物の容器には、入れてはいけないものがあることです。再三触れてきたように、感染性廃棄物は、焼却により、滅菌と減容（嵩・容積を減らす）しています。したがって、感染性廃棄物のプラ容器には、特別管理産業廃棄物の特管廃油（引火点70℃未満）など引火点の低い物質、爆発の可能性のある物質は、混入禁忌です。

　ところが、この他に、直接、医療関係者の健康被害を及ぼす危険な廃棄があります。病院において88％が抗がん剤を感染性廃棄物として廃棄しているという事案が一般社団法人アダモスの調査により明らかになりました。正しい理解をして、安全な処置をお願いします。

・抗がん剤
　抗がん剤については、医療関係者への暴露に

関わる大きな問題点があります。
　抗がん剤の廃棄方法を以下に示します。
　前述のアダモス調査では、抗がん剤の廃棄についての集計結果では、①製薬会社に戻す6％、②製薬会社指定の処理会社に委託6％、③感染性廃棄物として排出88％と、感染性廃棄物としている場合が圧倒的です。これは、多種ある抗がん剤の薬剤の内容を聞いていないので、焼却処理、あるいは高周波処理で良いかどうかの正確な判断はできないですが、少なくとも、この後の「抗がん剤の被ばく」の項をお読み頂けば、抗がん剤そのものは、医療関係者に直接、被爆し、害を与えるような成分を持ったものが多種あります。これを単純にプラ容器に感染性廃棄物とそのまま混入することは避けなければなりません。専用容器を用いない場合は、少なくとも独立のプラ容器で明確に区別して廃棄です。火災、爆発と異なり、医療関係者の直接健

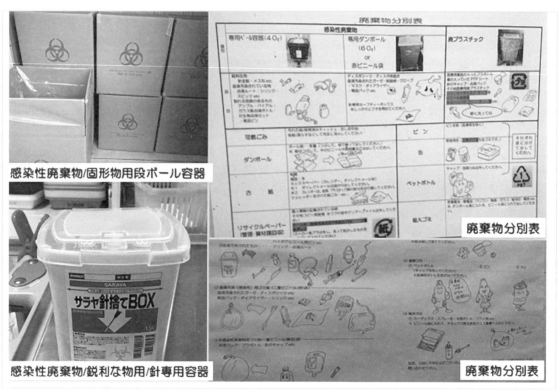

感染性廃棄物/固形物用段ボール容器

感染性廃棄物/鋭利な物用/針専用容器

図表Ⅱ-33　神奈川県内 O 病院；地域中央病院・救急病院の適切処理の例3
協力：神奈川県 O 病院、J&T 環境（株）東京臨海エコクリーン、日本メディカル・ウェイスト・マネジメント（株）

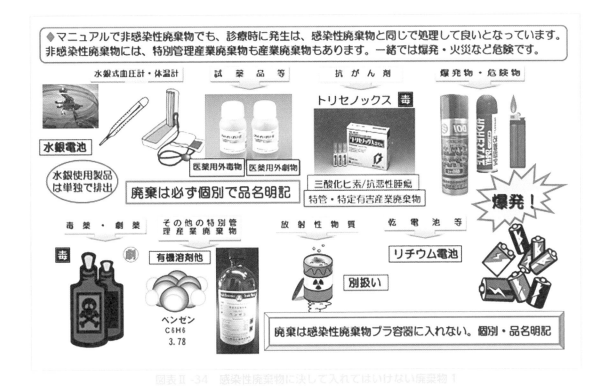

◆マニュアルで非感染性廃棄物でも、診療時に発生は、感染性廃棄物と同じで処理して良いとなっています。
非感染性廃棄物には、特別管理産業廃棄物も産業廃棄物もあります。一緒では爆発・火災など危険です。

水銀式血圧計・体温計　試薬品等　抗がん剤　爆発物・危険物

水銀電池

水銀使用製品
は単独で排出

医薬用外毒物　医薬用外劇物

トリセノックス　毒

廃棄は必ず個別で品名明記

三酸化ヒ素/抗悪性腫瘍
特管・特定有害産業廃棄物

爆発！

毒薬・劇薬　その他の特別管
理産業廃棄物　放射性物質　乾電池等

毒　劇

有機溶剤他

ベンゼン
C6H6
3.78

リチウム電池

別扱い

廃棄は感染性廃棄物プラ容器に入れない。個別・品名明記

図表Ⅱ-34　感染性廃棄物に決して入れてはいけない廃棄物1

康に関わることです。被爆を防止可能な取り扱い、特に廃棄容器は、重要です。後述の項もお読み頂き、確認し、安全な対処をお願いします。製薬会社への確認も必要です（図表Ⅱ-34）。

・上の図に掲載の1例としては、抗がん剤は成分が種々あります。トリセノックスは、砒素でできています。使用は体重に差があるために、薬剤は少し多めにアンプルに入っています。したがって、使用後、何CCか残ります。当然この状態で、蒸発拡散しており危険です。これらは、感染性廃棄物ではありません。感染性廃棄物のプラ容器などには、決して入れないでください。

・販売会社が独自の処理法で処分するところを紹介しております。薬液は蒸発して空気中に拡散すれば、医療関係者に暴露することになります。説明書に従い、取り扱いには十分注意してください。

・ガスボンベ、ライターの類は、感染性廃棄物でありません。もし入れて爆発すれば、後で

高額の賠償金が請求されます。東京都で廃棄ライターを数十個、焼却炉に投入して、瞬間に爆発を起こした事例がありました。引火点の低い特管廃油などは、感染性廃棄物へのプラ容器に混入は厳禁です。

・図表Ⅱ-34の左下段のイラストは、医薬用外の毒物・劇物で、上段の体温計の右側の試薬品等と同じです。医薬品外も含めて、毒物、劇物の別分野の薬品です。台帳により、使用者、使用量などを厳しく管理しております。感染性廃棄物に混入は危険です。規定に従った個別の廃棄になります。

・検査等で用いる有機溶剤類も、引火点が低いものが多く危険です。当然、プラ容器には厳禁で、個別で瓶のまま廃棄です。

・放射性物質は、廃棄物処理法外のものです。処理会社のゲートに放射性物質の検出器を設けたところ、感染性廃棄物と一緒にかなり搬入されてきます。別扱いで、RIなどを扱う病院は、要注意です。

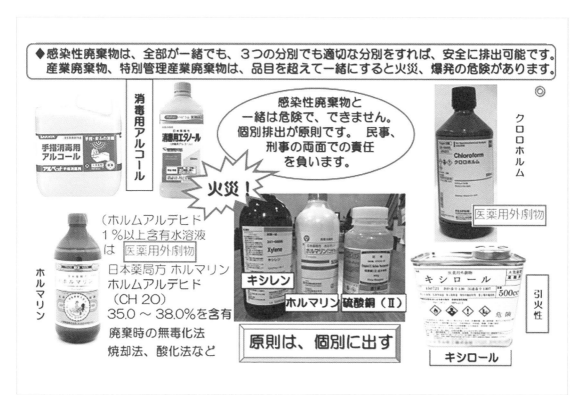

◆感染性廃棄物は、全部が一緒でも、3つの分別でも適切な分別をすれば、安全に排出可能です。
　産業廃棄物、特別管理産業廃棄物は、品目を超えて一緒にすると火災、爆発の危険があります。

消毒用アルコール

手指消毒用アルコール アルペット手指消毒液

消毒用エタノール

クロロホルム
Chloroform
クロロホルム

医薬用外劇物

感染性廃棄物と
一緒は危険で、できません。
個別排出が原則です。　民事、
刑事の両面での責任
を負います。

火災！

ホルマリン

（ホルムアルデヒド
1％以上含有水溶液
は 医薬用外劇物

日本薬局方 ホルマリン
ホルムアルデヒド
（CH 2O）
35.0 ～ 38.0％を含有

廃棄時の無毒化法
焼却法、酸化法など

キシレン
Xylene

ホルマリン　硫酸銅（Ⅱ）

原則は、個別に出す

キシロール
500cc

引火性

キシロール

図表Ⅱ-35　感染性廃棄物に決して入れてはいけない廃棄物2

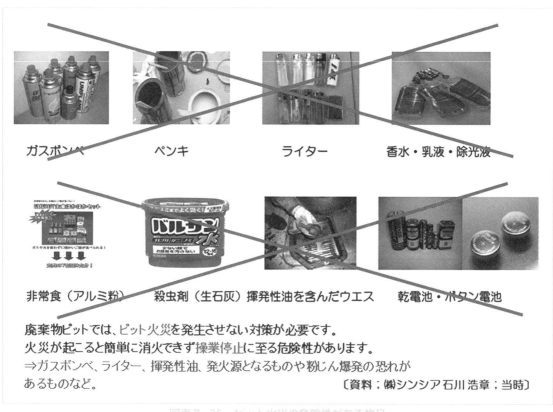

ガスボンベ　　　　　ペンキ　　　　　　ライター　　　　香水・乳液・除光液

非常食（アルミ粉）　殺虫剤（生石灰）揮発性油を含んだウエス　乾電池・ボタン電池

廃棄物ピットでは、ピット火災を発生させない対策が必要です。
火災が起こると簡単に消火できず操業停止に至る危険性があります。
⇒ガスボンベ、ライター、揮発性油、発火源となるものや粉じん爆発の恐れが
あるものなど。
〔資料；㈱シンシア石川浩章；当時〕

図表Ⅱ-36　ピット火災の危険性がある物品

・ペースメーカーにはリチウム電池が入っており、小爆発が起きます。廃棄の際には事前に処理業者に相談してください。感染性廃棄物への混入がないよう徹底をお願いします。この図では、事実、混入があったものを集めております。これを収集の運搬処理業者、そして焼却を行う中間処理処分業者、医療機関の川下にいる方々は、危険と隣り合わせです。もし、何か起きれば損害賠償金は莫大です。

・図表Ⅱ-35 に挙げているものは、程度の差はあれ、すべて引火点の低い物質です。それだけで感染性廃棄物とは、一緒に処理はできません。特にアルコールは、コロナの流行もあり、手近かなところに置いてあり、ただそれをなぜ、感染性廃棄物のプラ容器に入れてしまうのか、この点は納得がいきません。

・ちなみに引火点とは、「火種があれば火がつく最低の温度」のことで、感染性廃棄物に入れてはいけないと何度も繰り返し注意喚起を訴えております。アルコールはコロナの手指消毒でも、濃度70%〜95%以下のエタノールとされており、仮に80%ですと、引火温度は22℃です。室温程度の火種があれば、アルコールは引火します。霧状にしているので、危険度はかなり高いです。アルコール濃度が60%と低くても、26℃で引火します。22.5℃の火種では、電気器具のスイッチが入っただけで発火します。静電気による例も見られます。

・喫煙する方は、アルコールによる手指消毒の直後、ライターで煙草に火を付けると、実験で手袋をはめて行うと、瞬間で手袋は火に包まれてしまいます。

・処理業者の方々も、消毒にアルコールを用いられますが、消毒液の容器は密栓し、炎天下の車内には放置できません。

・詰め替え容器はアルコール耐性のあるもの（アルコール・エタノール類で変質しないも

の）を選ぶなど、ご注意ください。

・ホルマリンは、そのままでも良いのですが、希釈のルールがあり、これに従い希釈して廃棄します。

⑤ピット火災の危険性がある物品（図表Ⅱ-36）

　ピット火災、保管庫の火災は、東京でも起きております。ガスボンベ、ライター、電池類は、神奈川県の事例でも、感染性廃棄物に混入されていました。他にも揮発性油、発火源となるもの、粉じん類も爆発の恐れがあることも知られています。

　個々の状態での排出を心がけてください。

⑥混合危険性物質（図表Ⅱ-37）

　混合危険性物質は、想像もつきません。この他にも2種の物質が重なり、大事故の誘引となった例があります。アルミと石灰などは起こりうるものですし、アンモニアとヨードチンキは、基本的に液体物の混合そのものが、禁止です。三ヨウ化窒素など聞いたことが無いような物質で、触れると爆発する危険な物質が生まれるという恐ろしい組合せも、偶然できてしまうかもしれません。特別管理産業廃棄物は、決して感染性廃棄物に入れずに、個々のパッケージのままの状態での排出を心がけてください。

⑦「知らないとコワイ」針刺し事故、爆発等の医療機関の法的責任

　第2回アダモス無料セミナー『基礎からわかる医療廃棄物適正処理』のメインテーマは、「知らないとコワイ」でした。図表Ⅱ-38 で示す不適切な事例などが紹介されました。

　例えば、「処理業者が、医療機関の廃棄容器に触れた際に針刺し事故で負傷したとします。感染の有無は、検査中で不明です。」、「医療機関から排出された容器の中に、手指消毒用のアルコールスプレーが混入されており、炉内で爆発して、炉の壁が一部破損した。」等々です。

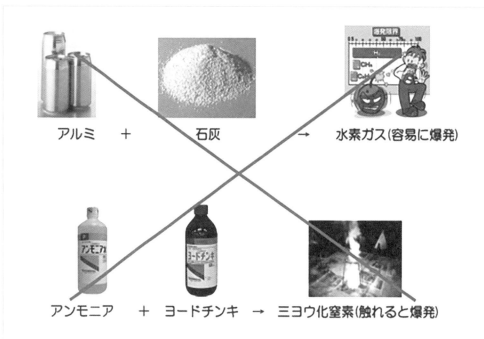

アルミ ＋ 石灰 → 水素ガス(容易に爆発)

アンモニア ＋ ヨードチンキ → ミヨウ化窒素(触れると爆発)

〔資料；㈱シンシア石川 浩章 当時〕

図表Ⅱ-37　混合危険性物質

事例の検討　針刺し事故、爆発等が発生した場合の医療機関の法的責任

Q．廃棄物処理法違反？ ➡ **直接の該当条文なし**

Q．他の法令違反？ ➡

不法行為（民法709条） 不法行為による損害賠償
① 故意又は過失によって　② 他人の権利又は法律上保護される利益を侵害した者は、これにより生じた**損害賠償する義務を負う**

業務上必要な注意を怠り…
　この法的責任は、医療機関が分別あるいは、容器への投入ミス等で針刺し事故火災、爆発等を起こした場合です。
　廃棄物の分類を無視した分別は、右の3つのいずれにも該当し、懲役刑を受ける可能性さえあり得ます。
　知らなかったは、理由にはなりません。感染、分類等の知識を学び、安全・安心の確保とCSRの向上に努めましょう。

★1『第2回基礎から分かるアダモス医療廃棄物適正処理無料セミナー開催』メインテーマを「知らないとコワイ」とし、「知らないとコワイ廃棄物処理法」芝田麻里弁護士。

➡ **債務不履行（民法415条）** 安全配慮義務違反
①ある法律関係に基づいて**特別な社会的接触**の関係に入った当事者間において、②当該法律関係の**付随義務**として③当事者の一方又は双方が相手方に対して**信義則上負う義務/排出事業者は、**その委託を受けて廃棄物の処理を行う者に対して、その者の生命身体及び財産を傷つけてはならない/契約上の義務を（信義則上）負っている。債務者が**その債務の本旨に従った履行をしないときは、**債務者損害賠償を請求できる。

➡ **業務上過失致死傷罪（刑法211条）** 業務上必要な注意を怠り、よって人を死傷させた者は、5年以下の懲役若しくは禁錮又は100万円以下の罰金に処する。

◎ 廃棄物処理法の罰則；懲役5年、罰金1,000万円両方が上限です。民法では医療機関より単位が異なる高い賠償金/和解金支払いです。

★2「知らないとコワイ排出事業者責任と分別のポイント」原田優と分担し講演をしました。
　その際の芝田弁護士の資料に一部、加筆改変したものです。

図表Ⅱ-38　針刺し事故、爆発等が発生した場合の医療機関の法的責任

このような事例で、アクシデントを起こしたらどうなるかを、芝田麻里弁護士に解説して頂きました。

　これらについては、廃棄物処理法では言及しておりません。

　刑法211条業務上過失死傷罪であっても、5年以下の懲役、若しくは禁錮、または、100万円以下の罰金です。ところが、ここに挙げた民事によるものは、例えば、針刺し事故の事例のように、賠償金の単位が罰金100万円以下どころか、2,000万円、3,000万円と、何十倍と高額になります。

　川の上流に位置している医療機関は、何か事件が起きてからではなく、安全対策と周知を行った上で、十分な安全・安心を目指した感染性廃棄物処理の継続をお願いしたいです。

(4) 医療廃棄物の落とし穴

　医療廃棄物の分野には、期待にそぐわない結果が起きることは、多々出てきます。それは、医学や技術の進歩により、陽としては、画期的な大きな益をもたらす反面、陰として新たな問題が提起されることがあります。ここでは、その陰の部分に当たる問題点の中で、針刺し事故と安全対策、抗がん剤の暴露、不法投棄の防止について触れます。

1) 針刺し事故
①針刺し事故による感染

　医療の分野においては、他の分野と大きく異なることは、診療の場面では、針刺しという避けては通れない事故がつきまとうということです。一時期とは、事情が大きく変わりました。

　B型肝炎ワクチンが1986（昭和61）年に開発され、高価な上、自費で本人負担であったために普及は遅れました。某大学医学部附属病院によるB型肝炎の感染事故をきっかけとして、医療関係者全員が接種を受ける時代になりました。針刺し事故からB型肝炎に感染し、そのうち1％の確率で発症するという致死率70％という劇症肝炎から、命を落とすことは、皆無となりました。しかし針刺し事故自体は、未だ無くなってはおりません。針刺しによる感染の内容が変わってきており、現状を見てみます。

ⅰ）針刺し事故の種類

　針刺し事故は、医療関係者の場合と処理業者の場合では、内容が異なります。

　医療関係者の場合の針刺し事故の感染に繋がる危険は、多くは、採血時に、注射針を抜く時、あるいは抜いた直後に起きます。処理業者が、採血に立ち会うことはないので、処理業者が感染することはありません。

　B型肝炎ワクチンの普及で、医療関係者は、ほぼ全員ワクチン接種を受けており、採血による針刺し事故での、劇症肝炎感染の危険はなくなりました。

　現在は、針刺し事故自体は減少しておりますが、決して皆無とはなっておりません。それどころか、一部では微増しているケースもあります。大学病院では、針刺し事故によるC型肝炎感染は、高い水準で発生しています。

ⅱ）針刺し事故は、どのようにして起きるか？

　エイズ関連病院では、100床当たり年間4件の針刺し事故が起きているというデータが、以前から発表されています。しかし現実には、4件を上回っているようです。

　一方、最近では針刺し事故による死亡の報道はありません。基本は、感染性廃棄物をプラ容器に入れて、詰めすぎず、他の産業廃棄物や特別管理産業廃棄物などは決して入れないという、排出の仕方を正しく実行すれば、感染という事態は起き難いです。

ⅲ）針刺し事故の現状

・針刺し・切創の現状

　日本における針刺し事故は、針刺し・切創の件数調査の発表が 2000（平成 12）年から途絶えています。ここでは、エピネットの結果からいくつかのグラフを示し、針刺し事故・切創の実態を見てみます。以下のグラフは、ことわりのない限り、全国エピネット日本版 A 2013 サーベイランスおよびアンケート調査結果抜粋日本ベクトン・ディッキンソン株式会社 https://www.bdj.co.jp/safety/articles/ignazzo/hkdqj200000u4xft.html によります。

・受傷者の職種

　受傷者の職種の内訳は、他の調査を見ても看護師が圧倒的に多く、本調査でも過半数を占めており、次いで、医師（研修医含む）の割合が約 1/3 を占めております。傾向としては、従来から変化をみせ、看護師の割合が減少、医師、業務員の割合が、増加傾向になってきています。

・針刺し・切創の発生場所

　病室（30.8%）・手術部（28.5%）・病室外（9.8%）で全体の 7 割を占めています。従来まで最も多かった病室（39 → 31%）および病室外（16 → 10%）と、その割合は減少傾向です。その半面、手術部の割合（15 → 29%）は倍増し、増加傾向にあるのが近年の特徴です。手術室内での切創は、危険度合いも高く要注意です。

・針刺し事故の発生状況

　事故の発生が最も多いのは、①使用中（21 → 30%）が増加の一途です。次いで、②廃棄物容器関連（10 → 14%）、③数段階処置中（9 → 12%）、と使用中のものが増加しています。その他は、内訳の記載はないのですが、12% と高いです。④リキャップ時（24 → 7%）の減少が著しいですが、この時点で、7% を占めて第 5 位とまだ多いといえますが、片手リキャップなどで改善の余地はあります。⑤器材の分解時（9 → 7%）はわずかに減少、他には、使用後廃棄まで（23 → 8%）の順となっております。

・5 大原因器材別針刺し・切創割合

　針刺し・切創原因器材を 5 大原因器材でみます。

ⅰ）ディスポ注射針

　27% と依然高い率で、ほぼ横ばいでわずかに近年減少してきました。

ⅱ）手術室等縫合針

　手術室等縫合針（10 → 15%）は、増加しています。通常の採血用針には血液の保留があるため、針刺しとして、最も感染の危険が高いです。ところが縫合針は、液の保留がないために感染の危険は小さいといえます。場所として手術室は針刺し・切創が多く、その原因は、縫合針でした。その結果、2009・2010 年と前までは増加し、結果 15% と高率でしたが、その後は減少しております。

ⅲ）翼状針

　翼状針（21 → 11%）は、安全装置付が主流となっており、針刺し・切創率の減少は、1996 から 99 年当時の約 1/2、10% と著しい減少傾向で、改善したといえます。

ⅳ）薬剤充填式注射針

　薬剤充填式注射針（4 → 8%）と率は高くはないものの、依然増加傾向にあります。自己ペン型インシュリン注射器として、患者本人が使用するものです。看護師の操作で、事故が多い原因を調査し、安全針等も開発され、事故率を早急に下げる必要があります。感染の危険は小

さいです。

ⅴ）静脈留置針

静脈留置針（7→6％）は、安全装置付が各種あり、減少傾向です。

5大原因器材以外では、「ディスポ外科用メス」「血液ガス専用注射針」の割合が増加しており、一方、「接続針」「ランセット」「剃刀・刃」は、近年減少傾向にあります。

②針刺し事故からの感染予防安全対策の基本4事項

ここでは、これらの対策について、4点に分けて、まとめます。

原則として川に例えるなら、上流に位置する医療機関が、針刺し防止などの良い対策をすれば、下流に当たる処理業者は、必ずや良い結果になるという原則です。現時点では、針刺し予防には、安全装置付き注射針の使用が第1選択です。問題点は、C型肝炎はワクチンがないために、針刺し感染は増加しています。

廃棄の場面をみるならば、医療機関においては、手術や治療などの行為が終わった時点で廃棄物とみなすならば、廃棄物容器に入れるまでの行為と入れる際の事故が最も多いといえます。いずれにしても廃棄物として容器に収めれば、後は処理業者に引き渡すだけです。

ⅰ）標準予防策

経皮血液感染予防策（個人的防御具の使用等）。

ⅱ）ワクチン接種

第1優先B型肝炎、結核ワクチンBCG第1優先。その他、コロナワクチンを含め、その時の状況に対応して、ワクチン接種を実施します。

ⅲ）針刺し防止方法

安全装置付注射針使用、廃棄物容器の適正使用、廃棄物容器使用の工夫、持ち運び小型容器活用等々。

ⅳ）針刺し事故後の処置

HBIG：高力価HBs、ヒト免疫グロブリン等、マニュアル化が挙げられます。

③針刺し損傷

ⅰ）日本における針刺し損傷

日本ベクトン・ディッキンソン株式会社（以下、日本BD）は、1971年から、米国多国籍企業ベクトン・ディッキンソンアンドカンパニーの日本支社として活動しております。筆者が廃棄物の分野に入った頃から、針刺し事故や容器について、役立つ情報を公表しています。

いくつかの事例を転載しました（針刺し損傷〈日本の現状Q&A〉https://www.bdj.co.jp/safety/1f3pro00000d4jft.html）。

BD社は、針刺し事故のデータベースであるエピネットをバックアップしております。もし安全針なり、教育に費用を惜しんでいると、大きな損害に繋がってしまいます。

これらの資料と、後に掲載した芝田麻里弁護士の廃棄物処理法以外の法律での解釈とを良くお読みいただきたいと思います。針刺し事故なり、分類を超えた混入についても、正しい解釈をしていないと、処理業者に怪我や損害を与えてしまいます。いずれも医療機関側が敗訴して、高額の賠償金を支払っています。

・B型肝炎：HBVに関してはB型肝炎ワクチンの接種や免疫グロブリンなどによって最近急激に減少しています。

・C型肝炎：HCVに関しては統計の始まった平成5年度から毎年多くの医療従事者がHCV感染労災認定されており、平成11年までの7年間に377名（医師39名、看護婦307名、臨床検査技師9名、その他22名）が認定されています。

注：21世紀国民病として、C型肝炎は、現在も増加傾向です。患者は150万～200万人と推測されます。

ii）針刺し事故によって感染した医療従事者の訴訟例

エイズに関しては、東京都内の大学病院で清掃作業中の男性が、針刺し損傷でHIVに感染、エイズを発症して死亡した、と事例報告が厚生労働省から公表されました。

以下に関連記事を示します。

・病院の清掃中に針刺してエイズ感染？　男性死亡（2001年9月8日付、読売新聞、他）
・東京都内の大学病院の清掃作業員（57歳、男性）が、体調不良で2001年5月に受診、HIVに感染し、エイズの発症が判明。感染経路については、「病院の手術室で清掃中に何回も注射針などで針刺しがあった」と医師に伝え、数日後に死亡。

■ 針刺し損傷訴訟（1999年3月9日付、朝日新聞-大阪）
・「新人時代（准看護婦）に患者の血液検査中、指に刺さった注射針からC型肝炎に感染したのは、病院が十分な指導をしなかったからだ」として、病院を経営する医療法人を相手取り総額約3,000万円の損害賠償を求めた訴訟で、大阪地裁は病院側に約2,740万円の支払を命じる判決を言い渡した。→病院側は控訴し2000年4月に和解（日本醫事新報No.3954〈2000.2.5〉）

iii）針刺し事故の実態
・1996～1999年度（3年間）の厚生科学研究費補助金エイズ対策研究事業におけるエイズ拠点病院針刺し・切創調査では、3年間でエイズ拠点病院延べ608施設から15,119件（解析可能データは11,798件）の針刺し切創データを集積し、下記が報告されています。

＊1年間に100病床あたり4件の頻度で針刺し切創が発生していた。
＊HIV陽性患者での針刺し切創は88件（0.6％）であり、感染例は0件。
＊HCV陽性患者での針刺し切創7,708件（51％）であり、感染発症例は28件。
＊HBV陽性患者での針刺し切創は1,862件（12％）であり、感染発症は判定不可。
＊原因器材は、ディスポ注射器が29％、翼状針22％、縫合針11％、静脈留置カテーテル6％の順で多かった。
＊入院HCV罹患率を指標として損傷の報告率を推定した結果、報告される損傷の割合は全体の8割程度で、1998年は16％～22％と推定される。
＊1病院では、針刺し損傷防止機構のついた鋭利器材（安全器材）の導入によって、針刺し損傷が1/10に減少していた。
＊この報告の要旨には、「日本の医療現場でも、リキャップせずに廃棄できるシステムと防御装置の付いた器材を導入することが緊急の課題と思われた」と明記。

（資料；平成11年度厚生科学研究費補助金エイズ対策研究事業HIV感染症に関する臨床研究針刺し事故の現状と対策：1996～1998年（3年間）のエイズ拠点病院における針刺し・切創事故調査結果より）

iv）針刺し損傷対策として有効な対策
・米国では2000年3月、CDCが、使用された器材の種類や操作方法にもよるが62～88％の針刺し切創が安全器材によって防止可能であると推定しています。
・このようなエビデンスに基づき、2001年4月18日から施行されている「米国連邦法Needlestick Safety and Prevention Act：針刺し安全予防連邦法」では、市販の安全器材の評価および導入の義務が雇用者に課せられています。

v）安全器材の有効性

・10万本あたりの事故件数

　安全器材（安全装置付き採血針、ほか）の有効性は器材の種類や操作方法によって異なります。「ニードルレスシステム」の場合、金属針を使用しない器材と定義されているため、患者への使用前から廃棄に至るすべての針刺し事故を防止する器材となり得ます。

　一方、「針刺し損傷防止機構の付いた鋭利器材」の場合、その防止機構や操作方法によって損傷防止効果が大きく異なります。下図10万本あたりの事故件数を参照してください（Data Source：Eleventh Annual Scientific Meeting 2001 SHEA, Toronto, Canada）。

・針刺し損傷防止機構付き静脈留置カテーテルの評価〈図表Ⅱ-39〉

・従来器材（安全機構のついていない静脈留置カテーテル）

　93年6月～96年8月848,958本使用中、針刺し56件

・A社安全器材（針刺し損傷防止機構付き静脈留置カテーテル）

　97年8月～98年12月274,382本使用中、針刺し13件

・インサイトオートガード（針刺し損傷防止機構付き静脈留置カテーテル）

　99年2月～00年7月331,516本使用中、針刺し1件

　従来製品の針刺し事故56件に比べて、インサイトオートガード（針刺し損傷防止機構付き静脈留置カテーテル）では、針刺し事故はたったの1件でした。

https://www.bdj.co.jp/safety/1f3pro00000d4jft.html#faq11

（資料：日本ベクトン・ディッキンソン（株））

2）抗がん剤の被爆─抗がん剤の進歩とこれに伴う新たな課題

　がんには、3大治療法といわれる「外科手術療法」、「放射線療法」、「抗がん剤療法」があります。これに免疫療法を加え、4大治療法とも言われます。その中でも、内科的治療の抗がん剤の進歩は著しいです。

　一方、以前より、医療廃棄物の中で、抗がん剤の廃棄が問題となっておりました。これは1瓶で使い切れず、残った薬剤を他の患者で巧くやりくりができないなどで、結局およそ610億円分は、廃棄せざるを得なくなっているのが現状です。医療関係者の方々は、ご自分の健康の観点からもお読みください。

①ハザーダス・ドラッグ（HD）の出現と曝露対策

　まず指摘したいのは、抗がん剤を使用するた

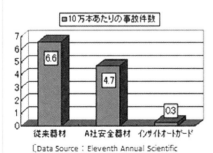

図表Ⅱ-39　針刺し損傷防止機能付き静脈痛置カテーテルの評価

めの準備の段階で、関係者に抗がん剤の暴露があり、これが健康上、著しい害になるという問題です。害を受けるのは、調剤する人ばかりでなく、看護・介護に当たる医療従事者全般であり、運ぶ人、使う患者本人、排泄物、薬の廃棄の際と広範にわたります。日常的に繰り返し行われますので、その暴露は蓄積され、消えず、発がん性や生殖毒性、催奇形性などのリスクをもたらす可能性があることが判明しております。まさに、医療廃棄物の難題と言えます。

この中で廃棄の際のプラ容器では、当然、ハザーダス・ドラッグ（以下、HD）も廃棄の場面があります。この際、通常の感染性廃棄物として排出されることは、感染性廃棄物以上に危険です。しかし現状では、特別管理産業廃棄物として、さらに厳重な扱い方をする必要がありますが、各医療機関でまちまちです。

アダモスの調査では、病院の88％が感染性廃棄物として、廃棄しているという、看過できない結果が出ております。廃棄物は、定義の上、固体と液体であり、気体は廃棄物処理法では規定外です。抗がん剤暴露に対しては、医療関係者、廃棄物処理業者等々の独自の抗がん剤暴露からの、より安全な確保を念頭に置いた廃棄方法の確立が早急に求められます。

HDは「現状において職業上の曝露によって健康被害をもたらすことが知られており、あるいは疑われている薬品」と定義され、これはNIOSH（米国労働安全衛生研究所）の定義に準拠しています。

具体的には人体または動物に対して、(1) 発がん性、(2) 催奇形性または他の発生毒性、(3) 生殖毒性、(4) 低用量での臓器毒性、(5) 遺伝毒性、(6) 上記基準によって有害であると認定された既存の薬剤に類似した新薬の化学構造および毒性プロファイルのいずれか1つ以上に該当するものとしています。

② HDとハイリスク薬の違い

HDは、患者に有害事象をもたらしうる点でハイリスク薬と共通しています。国内では、以前より医療従事者が使い方を誤ると患者に被害をもたらす薬剤を「ハイリスク薬」と総称し、主に薬剤師の業務に用いてきました。

ハイリスク薬は、副作用のリスクが高い薬剤や、診療報酬の請求に特殊な規定がある薬剤、または治療域が狭いために投薬管理が特に難しい薬剤のことであり、患者に対し高いリスクを有しています。このために特に、安全管理が必要な医薬品として注意を喚起してきました。現在、ことにがん薬物療法は、がんゲノム医療の発展により病態解明、新たな診断システムの開発、また創薬が進み、高い治療効果をあげています。これらに伴い、抗がん剤の種類や用法も急激に増加しています。

特に、最近の抗がん剤の進歩は、その薬効面ばかりでなく、抗がん剤が暴露する危険も増しております。欧米では、国が先導してガイドライン等を作成していますが、日本では、日本病院薬剤師会、日本看護協会、日本がん看護学会などが自主的に研鑽して、ガイドライン等の作成などに当たっております。日本がん看護学会では、実践的な図書の刊行を行っています。抗がん薬の毒性などを含めて、『見てわかるがん薬物療法における曝露対策第2版』（2016年、医学書院刊）が出版されています。「ガイドラインはわかった。実践で具体的にはどうすればよいのか？」と、実践に応じた書籍となっております。

抗がん薬の種類や用法も急激に増加し、入院・外来・在宅など多様な環境で実施されるようになりました。したがって、抗がん薬の毒性に対する安全な取り扱い（セーフハンドリング）については、医療従事者はもとより患者自身、あるいは介護や支援にあたる人々がHDの取り扱いの全過程、調剤から投薬、運搬、排泄物の

取り扱い、そして本書のテーマである廃棄面も重要な課題となっています。

これら曝露対策に必要な考え方を理解し、実際にセーフハンドリングできる実践力を身に着けることが、喫緊の課題と言えます。

③ HD が医療従事者の健康に与える影響

HD は、抗がん剤、抗ウイルス薬、ホルモン剤、分子標的薬、モノクローナル抗体、遺伝子組み換え製剤などにおいて、6 つの特徴の中で 1 つ以上を有する薬剤です。この 6 つのうちの 1 つにでも該当する薬剤に対しては、直ちに曝露予防対策をとる必要があります。

医療従事者は、毎日のように多くの種類の HD に曝されています。また、例えば、2 種類の HD に曝された場合、その毒性は 1 ＋ 1 の 2 にとどまらず、3 以上に増加することも考えられます。特に抗がん薬調製薬剤師は、毎日 30 種類以上もの HD を長期間にわたって扱っており、そのリスクは計り知れません。長期的には深刻な健康被害を引き起こすリスクが高くなります。

例えば、抗がん剤暴露の業務と（経路）の関係では、調剤・投薬準備（エアロゾルの吸入）、運搬・保管（皮膚への付着）、与薬；点滴・注射・内服等（目への飛散り）、こぼれた薬剤（薬剤付着の手からの経口摂取）、付着物の廃棄（針刺し）、排泄物；尿便・嘔吐物の処理（排泄物の接触）、患者衣類、シーツ等リネン類の取り扱い（薬剤付着リネン類への接触）などがあります。これらは、実際に、「環境内で HD による汚染が認められた場合、HD は、そこに勤務する医療従事者の体内に取り込まれている」、「HD の生殖機能への影響の検討の結果、出生異常や流産、不妊が認められた」など、深刻なリスクを示唆する報告が複数あります（2012 年 Lawson らの報告では、HD に曝露する看護師は、曝露しない看護師に比べ、自然流産のリスクが 2 ～ 3.5 倍であったとしています）。

ⅰ）HD の曝露とそのリスク

HD の曝露は、HD の搬送、調製、投与、汚染された廃棄物や投与を受けた患者の排泄物の取り扱いなどの一連の行為を通して起きる可能性があります。廃棄物処理業者等々が HD の取り扱いの全過程における曝露対策に必要な考え方を、各関係者全員が理解し、実際にセーフハンドリングできる実践力を身に着けなければなりません。

ⅱ）HD の廃棄、こぼれた場合

HD の廃棄については、廃棄物を取り扱う作業者を曝露から守り、環境を保護するために、HD に汚染された廃棄物は他の廃棄物と区別して取り扱います。そして、HD に汚染された廃棄物の取り扱いには、以下を行うことが望ましいとしています。

・HD に汚染された廃棄物の取り扱い

a．施設において HD に汚染された廃棄物の取り扱い手順を作成する。

b．HD の投与や調製に使用した器具、PPE（個人用防護具）、医薬品容器、HD を投与された患者の排泄物が付着したものなど、HD と接触したものはすべて汚染物として取り扱う。スピル（こぼれなど）については、スピルキットのようなものを用意しておき、ビニールバッグなどに収納の上、専用廃棄物容器に入れる。

c．HD で汚染された廃棄物を取り扱う時は、PPE を着用する。

d．他の一般的な廃棄物、感染性廃棄物とも、廃棄場所を区分し、黄色、黒色など別容器で、蓋付密閉可能な漏れない堅牢な容器を使用。同時に区別のわかりやすい表示もする。廃棄物として、感染性廃棄物等と区分して回収。

e．使用後の投与器具や医薬品容器は、点滴
　　ラインや注射針などの接続部を外さずに、
　　そのままジッパー付のビニールバッグ等に
　　入れた後、廃棄物専用容器へ。
　f．使用後のPPEは、薬剤取り扱い区域か
　　ら離れる時は脱いで廃棄。
　g．使用後オムツ、スピルを拭き取ったガー
　　ゼ等はジッパー付ビニールバッグに密閉し、
　　専用容器に廃棄。再利用器具は、ガウンと
　　2重手袋で洗剤の2度洗い。

・抗がん剤がこぼれた時・曝露された時の対処
　秋田大学・菊地由紀子助教の解説付きで詳し
いので、下記カーディナルヘルス社のサイトを
参考にしてください。
https://www.cardinalhealth.jp/ja_jp/
library/useful-materials/anticancer-
drug/dealing-with-exposure-drug-spills.
html

④抗がん剤の進歩と暴露の今後の課題
　近年、適切でない取り扱いによって患者に重
大な被害をもたらす可能性のある薬剤を定義し、
医療従事者自身の健康を守るセーフハンドリン
グのために、自医療機関におけるHD、ハイリ
スク薬のリストを作成することが望ましいと考
えます。

3）不法投棄への対処
①排出事業者としての責任
　収集運搬業者が、医療機関からプラ容器など
に入った感染性廃棄物を運び、中間処理施設
に持って行きます。中間処理施設では、通常、
90％以上が焼却で中間処理をします。
　滅菌した残灰は、再度運搬して、管理型最終
処分場に運び、埋め立てるというのが、感染性
廃棄物の通常の処理方式です。
　廃棄物は、一部のものを除いては、そのまま

直接埋め立てることは、ありません。必ず中間
処理が伴います。例えば、感染性廃棄物の大き
な特徴は、まずは、感染性をなくすこと、滅菌
です。これには、焼却が最も適しています。焼
却は、確実な滅菌と共に、廃棄物の嵩、容量を
小さくします。産業廃棄物であっても、物質は
異なって、金属は裁断する、汚泥は脱水により
量を減らすなど手間をかけて行う中間処理の作
業工程が、ほとんどの廃棄物処理には、必ず入
ります。
　不法な利益を得るには、この肝心の、例えば、
感染性廃棄物であれば、焼却などの滅菌の処理
を飛ばして、感染性が残ったまま、どこかに捨
ててしまうという行為をするわけです。感染性
廃棄物をそう都合良く、埋め立てられる場所な
どあるはずがありません。
　医療機関側から見れば、医療機関からでた感
染性廃棄物は、どこに運ばれ、どこでどのよう
な処理されているのか、排出される定期的な感
染性廃棄物の個々のものを確実に掌握できてい
るでしょうか。第Ⅱ章 2.(2)、契約書による内
容で、感染性廃棄物を中間処理施設の運搬処理
業者に託して搬入してもらい、中間処理施設で
焼却を済ませます。
　その終了は、すべて医療機関が交付したマニ
フェストの処理終了の返送を見て、始めて終了
がわかります。実際は、最終処分場での埋め立
て処分が終わり、中間処理業者経由で、最終処
分終了のE票が医療機関に返送されます。
　マニフェストは、医療機関がA票を残して交
付します。中間処理施設への運搬が終了すれば、
Ｂ2票が医療機関に返送されます。中間処理業
者による焼却処分が終了すれば、D票が、そし
て埋め立てが終われば、E票が、医療機関に返
送され、これらを確実にマニフェストA票の照
合欄に返送日付を確認、記載され、始めて1回
分の感染性廃棄物の処理の終了となります。こ
の医療機関によるマニフェストの交付と返送の

確認は、医療機関が委託により、感染性廃棄物等を処理する際の最も重要な排出事業者責任の1つです。

不法投棄とは、医療機関など排出事業者から受け取った廃棄物をそのまま、直接、最終処分場では受けませんので、山林や、人目の触れない所に勝手に埋めてしまうことです。

筆者が接しているのは、感染性廃棄物に関係している処理業者が圧倒的に多いです。したがって、当然、真面目にやっている処理業者からみれば、感染性廃棄物を不法投棄する人など、いるはずがないといわれ、「不法投棄」というだけで、とても嫌がります。当然のことであり、今どきこのようなことを考えて、やる人などいないと思いたいのです。ところが時折、感染性廃棄物でも不法投棄は起きています。

常識的には、会社を成して、感染性廃棄物処理を行っている方々にとって、一発限りの無謀なことを行って、今まで築き上げた業績と信頼を無にするような行動は、決して行うはずがありません。不法投棄を行う人達は、倒産寸前のほぼ瀕死の末期状態です。どのような手段を使っても、なりふり構わず、廃棄物を集め、料金を回収して、どこだかわからない場所に埋め立ててしまいます。その方法は、巧妙で、簡単に見抜くことが、至難の業です。

王道はありません。防ぐには、委託基準や、マニフェストを確実、忠実に行うことです。そして処理業者とも密接な連携を保つことです。不法投棄の実施者は、中間処理を飛ばさなければ利益は得られません。通常以外の行為をすることで何処かに不自然なものが入ってきます。あるいは手抜きが起きてきます。

例えば、マニフェストなど、どこかで虚偽なり、改ざんなり、何らかの方法で、不法な処理なり、手続きなりをしているはずです。中間処理施設に実地見学し、廃棄物の排出数量が一致しているか、運搬業者と中間処理業者との不一

致がないかなども常に注意を払うべきです。マニフェストの返送の遅れが多い、乱れが続くなどは危険信号です。収集運搬と中間処理が同一であると、見極めが難しいです。収集運搬の車両数は、契約時の台数があるか、処理施設の活動も常に把握していることは重要です。中間処理施設の保管量などが貯まり過ぎていないか、少な過ぎないかなども1つの目安です。

②最近の不法投棄の廃棄物の種類

ⅰ）どのような不法投棄があるか

不法投棄の現状はどうでしょう。環境省の調査結果を見ると、10年前の1/10近くと大幅に減ってはおります。しかし一向に不法投棄は無くなってはいません。

不法投棄は、平成10年度1,197件をピークに、40万トン台であったものが、減少の一途となり、令和2年度では、139件、5.1万トンと著しい減少を示しています。

特に、感染性廃棄物を含む、特別管理産業廃棄物の不法投棄は、ほとんどありません。令和2年度の不法投棄は、産業廃棄物に限定されております。

それも調査で出てくる不法投棄は、産業廃棄物のがれき類が圧倒的です。がれき類とは、建物や道路など、新築、改築で使われたものです。また、建物などを壊した際の除去に伴って生じたコンクリートの破片、その他これに類する不要物のことです。つまり、家屋の取り壊し、道路修理などから発生する廃棄物です。感染性廃棄物を取り扱っている処理業者の方が、不法投棄などやるはずがないという根拠は、調査結果を見る限り、歴然としています。

不法投棄ですから、廃棄物を山林なり、原野なり、人目に付かない場所を探してそのまま捨てるか、量が多ければ、穴を掘り、埋めるなどをするわけです。この辺の事情は、石

渡正佳氏の『産廃コネクション／廃棄物Ｇメンが告発！不法投棄ビジネスの真相』（2002年12月、ＷＡＶＥ出版刊）に詳しいです。「真夜中に、穴の堀屋さんがいて、穴を開けて待っている。そこにダンプが来て、１万円札を渡すと、そのまま捨てていく、次々とこの繰り返し、朝には、すべて土を被せて、わからずじまい。」という、１兆円を超える不法投棄の世界を、本書では描いています。マイホームブームの陰で、このような世界があったのかと、驚くばかりでした。また、石渡氏の続編にあたる『リサイクルアンダーワールド――産廃Ｇメンが告発！黒い循環ビジネス』（2004年、ＷＡＶＥ出版刊）いう書籍もあります。

　不法投棄をする廃棄物は、何でも良いわけではありません。先の話のように、穴を掘って、簡単に埋められるものでないと不法投棄は、やりにくいということになります。したがって、産業廃棄物の種類の内、がれきなどや木くずのようなものが、適しているのでしょう。がれきなどは、建築関係者が、最も捨てたいと思っていたものとが、一致していたからでしょう。不法投棄したものが、いつまでも残っているよりは、土に変わり、自然に戻ることを視野に入れているのでしょう。

　石渡氏は、千葉の不法投棄Ｇメンでした。不法投棄の多かった昭和当時、千葉では、感染性廃棄物はプラ容器に入っており、不法投棄等の現場の一番底の奥には、廃棄物としての単価が高いので、必ずと言って良いほど入っていた、と伺いました。

ⅱ）不法投棄の現状

　発表されている産業廃棄物の種類をみると、建築系廃棄物が圧倒的に多く、1990（令和2）年不法投棄件数139件、5.1万トン、不適正処理事案182件、8.6万トン、1990（令和2）年末における不法投棄等の残存事案は、残存件数2,782件、(+72件)、残存量1,567.4万トン（+4.8万トン増）となっています（5,000トン以上の大規模事案4件、計3.2万トン含む）。

　139件の不法投棄実施者の内訳を見ると、①排出事業者60件、43.2%、②無許可業者13件9.4%、③許可業者5件、3.6%となっています。

　産業廃棄物の種類別に見ると、がれき類52件37.4%、建設混合廃棄物31件、22.3%、木くず（建設系）11件7.9%、廃プラ類（建築系）2件1.45%、汚泥（建築系）2件1.4%と上位は、いずれも建築系廃棄物であり、計98件、70.5%を占めています。それ以外は、計41件、29.5%です。不適正処理とは、不法投棄の他、違法の処分、処理を行うなどを指します（資料；環境省、産業廃棄物の不法投棄等の状況（令和2年度）2022年01月）。

ⅲ）実行者別に見た不法投棄の件数、投棄量

　実行者から見れば、令和2年度は、排出事業者による不法投棄件数は、60件（43.2%）と、令和元年70件（46.4%）よりも減っており、不法投棄量も、76.288トンから、51.488トンに減少しています。

　不法投棄の量は、令和元年度と比べ、令和2年度は、排出事業者11.609トン22.6%と、元年度の排出事業者29.584トン38.8%から大幅に減少しております。ただし、令和2年度は、無許可業者が14.048トン27.3%ですが、元年度では、4.88トン0.6%と少なかったのです。これは、許可業者の不法投棄量が、令和2年度は、8.011トン15.6%が、元年度では、4.6倍の36.681トン48.1%もあり、全体に構造が変わったといえます。不法投棄が減少していることは、喜ばしいことです。

建築系では、建設会社兼処理業者のケースが多いようです。

感染性廃棄物関係処理業者が、「我々が不法投棄をするはずがない」というのは、医療機関の顧客をようやく作り、これを1発の不法投棄で、なけなしにするようなことは、あるはずがないと考えているからです。平素から接していても、通常に感染性廃棄物処理をされておられる方達は、真面目に取り組んでおり、このような結果を発表されること自体、不快な気分であろうと察します。

許可業者による不法投棄は、9件から5件に減っています。一方、無許可業者の不法投棄が7件から13件と増加しており、悲惨な現状です。これでも一時期の1/10になっています。いかに従来は、不法投棄が横行していたかということです。

医療機関は、石渡氏が指摘するように、知らない内に、不法投棄の巻き添えになっていることが多いです。マニフェストを侮っていると、痛いしっぺ返しがきます。やはり、プロから見れば、医療機関は、ガードが甘いのでしょう。忘れた頃に、医療関係の不法廃棄物事件が起きております。

処理業者を兼ねている場合もあれば、形は別会社という場合もあります。これが現状で、先の『産廃コネクション』のモデルとなっています。

③その他の主な不法投棄事例

処理業者の業の許可を確認しないで、というよりは、それ以前に、確認することすら知らなかったために事件は起きています。許可なし処理業者に、動物病院など主とした医療機関350が委託していたという事件が東京で起きてしまいました。結果的には、廃棄物は、コンテナに不法放置されており、これがきっかけで事件が明るみに出ました。このケースでは、処理業者は、産業廃棄物の更新切れの許可証しか、持っていませんでした。この罰則は、処理業者に課せられるもので、無許可営業に当たります。許可無しの罰則は、廃棄物処理法でも、委託処理の根幹を成しますので、不法投棄と並び最も重く、5年以下の懲役若しくは1,000万円以下の罰金、又はこの併科（両方）という厳しいものです。ところが、医療機関は、許可無しの処理業者に、許可証の確認もしないで委託したので、許可無し処理業者への委託で、無許可営業と同じで、前出の厳しい罰則が待っています。

・両罰規定・不法投棄は、個人の罰則、雇い主である法人には3億円の罰金

前述した医療機関の廃棄物処理の不正事例でも紹介しましたが、委託基準などの違反では、人に対しては、双方に罰則が適用される両罰規定があります。これは、医療機関で、職員が違反した場合で、院長が、「職員のしたことで私は知らなかったので関係ない」と言っても、有無をいわせない、院長も違反者となる両罰規定というものです。これは、不法投棄した人は当然ですが、最初から上司である院長の双方に同じ罰金が課せられます。特に不法投棄は、個人には懲役刑がありますが、法人にはないので、もし医療機関という法人が関係していれば、法人に対しては、罰金の最大になる、3億円以下の罰金が課せられます。

第Ⅲ章
資源循環の
時代に備えて

1. 感染性廃棄物容器の発生抑制への発想転換

本稿は、有害・医療廃棄物研究会会誌第 35 巻・第 1 号、p.24-30 からの転載に、加筆・修正しました。

2022（令和 4）年 9 月 8 日、有害・医療廃棄物研究会 第 40 回 研究講演会 特別企画「脱炭素社会の実現と医療廃棄物処理」において、「感染性廃棄物及び容器の発生抑制と資源循環の可能性について」をテーマに講演した内容をベースにしてあります。地球温暖化を防ぐためにも、ぜひプラ容器の抑制への発想転換をご一緒にお考えいただき、ご意見をお寄せください。

はじめに

廃棄物と関係して、身近な話題として、プラスチックがあります。特に今、海の中は大きな変化に見舞われています。日本の漂流ゴミ約 3 万トン、世界の海の廃プラスチックは、年 500 ～ 1,300 万トンと推計されており、プラスチック（以下、プラ）は自然分解されないため、そのまま海に残されます。驚くことに、2050 年には海のプラごみは魚の量を上回ると予測されています。

プラは、半永久的に溶けません。現在は、プラを重宝し過ぎ、その廃棄で困っており、特に、医療はプラ無しでは、成立しません。プラの廃棄は、世界では、年に、中国が 2,356 万トン、アメリカ 1,719 万トン、インド 558 万トン、日本 471 万トン、イギリス 289 万トンの順となっており、意外に日本は多いのです。

日本は 1 人当り 18 位（年 37kg）で、特筆すべきは、ドイツは総廃棄量では 13 位（182 万トン）で、1 人当りでは 35 位（年 22kg）で、やはり環境意識の高さが窺われます。中国が、廃プラの受入を拒否したため、排出世界 4 位の日本は、持って行き場がなく困っている状態です。それどころか、東南アジアからの漂流廃プラの墓場が、四国沖約 700km の海底に 1 平方キロ数千の単位で集結しているようです。溶けない漁網に深海生物が絡まる等の被害が出ます。

一方、医療であるからといって、新しいプラ容器に感染性廃棄物を入れて、そのまま容器ごと焼却する行為は、時代に逆行しています。いつまでも甘んじている訳にはいきません。

この章では、早急に打開策を練るべきであり、そのための発想転換の私案を述べます。

(1) 医療における針刺し事故の現状と その有効的な防止策

①医療における針刺し事故の現状

医療廃棄物を見ると、針刺し事故の撲滅は、解決することなく続いています。医療関係者が針刺し事故でB型肝炎に感染し、その1%で発症する劇症肝炎では、致死率は70%と高いのです。ただし、現在はB型肝炎ワクチンの開発と普及により、死亡事故が皆無となっています。とはいえ、決して針刺し事故がなくなったわけではありません。

エピネット（職業感染制御研究会）の調査結果（図表Ⅲ-1、図表Ⅲ-2）を見ると、全国平均、大学病院、大学病院以外の3点では、2004年度、2010年度、2012年度の推移を、100床当たり針刺し件数で見ても、全国平均では、6.2件、6.4件、6.2件、大学病院では、8.2件、7.9件、7.5件と値は下がってきていますが、大学病院以外では、5.3件、5.3件、5.5件と、やや増加しています。そして、針刺しによるC型肝炎の100稼働病床数当たりのHCV（C型肝炎）の陽性率を大学病院、大学病院以外で比較すると、大学病院で高いですが、23.1、16.9、15.5と減少傾向にあります。一方、大学以外の病院では、21.5、13.7、14.3と値は小さいものの、僅かですが高くなる傾向にあります。B型肝炎は皆無ですが、C型肝炎にシフトしてきています。なお、C型肝炎には、B型肝炎に比べ、ワクチンの開発はなく、経年し、がんへと移行します。

②針刺し事故と感染の確率

「針刺し事故は不注意から」という時代は終わりました。針刺し事故が危険であるのは採血時です。患者100人の内、B型肝炎、C型肝炎、エイズの3つの疾患合わせて、約3人が感染血液を持っている確率です。いわゆるキャリア（持続感染、ウイルス保持者）です。キャリアからの採血中に針刺し事故を起こしたからといって、即感染ではなく、図表Ⅲ-3に示す確率で、感

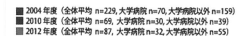

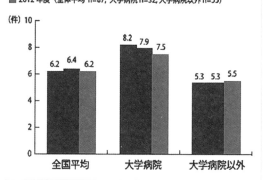

図表Ⅲ-1　100稼働病床数当たりの
針刺し件数平均値の比較

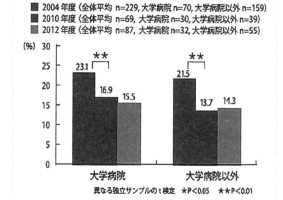

図表Ⅲ-2　100稼働病床数当たりの
HCV針刺し割合平均値の比較

B型肝炎；6～30%
C型肝炎；3～5%
エイズ；0.2～0.5%

図表Ⅲ-3　感染血液からの感染確率

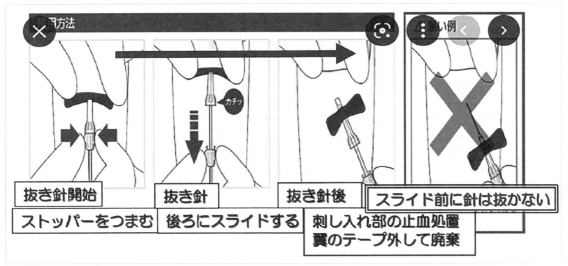

抜き針開始　ストッパーをつまむ

抜き針　後ろにスライドする

抜き針後　刺し入れ部の止血処置　翼のテープ外して廃棄

スライド前に針は抜かない

図表Ⅲ-4　安全装置付き注射針のしくみ（ニプロ製　誤穿刺防止機構付翼付針の例）

染が起こります。

　米国では医療従事者の権利が強く、針刺し事故は、病院側も安全装置付き翼状針（以下、安全針）を用いて防いでいます。現状は、注意喚起などの他に、実際の事故の対策としては、安全針の使用が行われています。一方、わが国では、これらの対応が大学病院など一部病院以外では、普及が遅れています。

③針刺し事故の有効的な防止策

　針刺し事故の防止には、通常、安全装置付き注射針、あるいは翼状針等と呼ばれる器具が用いられます。図表Ⅲ-4 に示すように、穿刺の際は通常の注射針と同様ですが、採血の後、ラインのストッパーをつまむことで、針が羽の根元に入り、止まり、針刺しは起きない状態になります。この後、針先が出ていない状態で廃棄します。注意することは、最初に針先を引っ込めることで、決して先に針を抜かないことです。

④米国における防止策実施例——連邦法による
　実施

　針刺し事故の防止については、日本は少なくとも米国より 20 年は遅れています。米国では

1998 年、カリフォルニア州で安全針の使用を州法で規定し、2000 年 11 月には、クリントン大統領によって針刺し予防連邦法が制定されました（施行 2001 年 4 月）。

　これに先立つ 2000 年 3 月、CDC は米国のすべての医療現場で、毎年 60 万～ 80 万件の針刺し切創事故が発生していると推定されました。これらは HIV（エイズ）、HCV（C 型肝炎）、HBV（B 型肝炎）等の血液媒介病原体に汚染されている可能性があるということです。このため安全装置付針の使用等の法制化に踏み切ったのです。

　図表Ⅲ-5 は、100 床当たりの針刺し事故のグラフで、凡例に示すように、上側が通常針で、1995 年でみれば、100 床当たりの事故数は 18 件程度で、普通針によるものが 90％以上を占めています。下側は安全装置付針で、わずか数％程度です。5 年後の 2000 年では、事故数は 22 ～ 23 件と増加していますが、安全針の使用は 5％程度です。

　ところが針刺し予防連邦法が施行された 2001 年以降は、事故件数は 10 数件と減少し推移しています。普通針の使用率は 50％以下から 30 ～ 20％以下へと著しく減少し、安全針

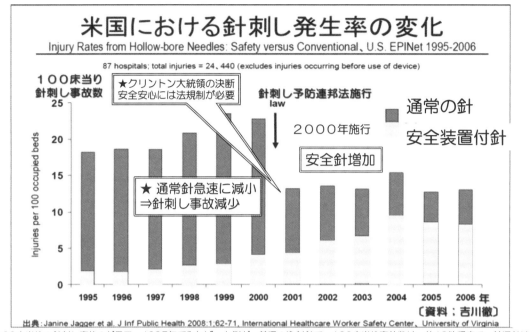

米国における針刺し発生率の変化
Injury Rates from Hollow-bore Needles: Safety versus Conventional、U.S. EPINet 1995-2006

87 hospitals; total injuries = 24,440 (excludes injuries occurring before use of device)

出典：Janine Jagger et al. J Inf Public Health 2008:1;62-71, International Healthcare Worker Safety Center、University of Virginia

100床当りの針刺し事故のグラフ。1995年でみれば、上側が、普通の注射針で、100床当り事故数は、約18件程度で、普通針は、90%以上を占めています。2000年では、事故数は、22～23件と増加していますが、安全針の使用は5%程度です。ところが針刺し予防連邦法施行後、2001年以降は、事故件数は、10数件と減少し推移、普通針の使用の率は50%以下から30から20%以下へとこれも著しく減少、安全針の使用は60から70%へと増加。日本も厚生労働省で、安全針の使用を積極的に指針すべきです。

図表Ⅲ -5　米国「針刺し予防連邦法」安全装置付採血針使用による針刺事故の激減効果

の使用率は 60 ～ 70％へと増加してきました。

　医療の現場では、安全針の普及は費用も掛かり、一朝一夕には進められませんが、米国の連邦法による国を挙げての法制化では、大きな効果が得られたといえます。

　わが国でも、積極的に推進するのであれば、環境省と厚生労働省が連携して、法規制でインセンティブを取らなければ実現は難しいでしょう。リキャップの禁止も効果は大きかったです。ぜひ、特に採血用針は安全針の全面的使用の実現を期待します。

⑤針刺し事故のリスクマネジメント

　針刺し事故の防止には、現在、安全針の使用が推奨されています。しかし、多くの診療所の院長は、安全針は高価だからと賛意を示しません。根本的な解決に結びつくシステム的なアプローチの考え方を選び、効果対費用について試算しました。健康保険適用可能な部分は、すべて当時の診療報酬によります（針刺し等データは 1994 年から 2004 年、価格等は 2000 年）。

　費用対効果を年間で試算しました。

1 ）事故発生費用：従来のままであれば、図表Ⅲ -6 の天秤の右側のように、a：検査費用、b：治療費用、c：休業補償、d：賠償補償、e：医療機関信頼度がかかります。注射針は、従来の翼状針 1 本 15 円で、年間使用額は 36 万円です。そして従来の翼状針での事故の検査費用等 45,720 円× 37.4 件＝ 1,709,928 円がかかります。

2 ）予防安全対策費用：事前にワクチン接種、針廃棄容器配置、安全針使用、感染予防・滅菌・消毒の徹底は、1 ）、2 ）共通です。注射針は、安全針 1 本 40 円で、年間使用額は、96 万円になります。そして安全針でも避けられずに起こる事故 4.9 件に要す

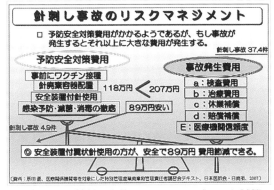

図表Ⅲ-6　針刺し事故のリスクマネジメント試算
（ある病院の例）

る費用が、45,720 円× 4.9 件＝ 224,028 円≒ 22 万円です。この費用比較をすると、1) 事故発生費用 207 万円＞ 2) 予防安全対策費用 118 万円となり、安全装置付翼状針使用の方が、針刺し事故は 1/7 に減り、安全で、かつ、89 万円の費用節減ができる、という結果になります。

事故発生費用としては、その他の検査費用、治療費用、休業補償、賠償費用等が発生します。当然、事故件数が多くなれば費用は増大し、医療機関側の負担となります。

そして、医療機関信頼度（いわゆる CSR、社会的貢献度）は、評判など、お金の価値では換算できない長年培ってきた貴重なものです。これも事故件数が多ければ、信頼度は落ち、評判も悪くなり、その結果、医療機関の評価は著しく失墜します。長い目で見れば、当然患者数の減少など、影響は出てきて、大きな損失に繋がります。

安全針を用いれば針刺し事故が 1/7 に激減し、年間で 89 万円の費用が節減されます。何よりこの例でみても、毎年、30 数人以上の医療従事者が、C 型肝炎に罹患する危険を回避できた点を強調したいと思います。

(2)【発想転換 1】安全針使用によるプラ容器削減効果

安全針を用いると針刺し事故減少に繋がることが判明しました。ところが、発想転換 1 には、まだ大きなメリットがあり、これが本稿の本題のプラ容器削減の第 1 歩でもあります。感染性廃棄物の分別・収集にプラ容器を用いるのは、鋭利な採血針なり、血液なりを扱うからです。安全針であれば、針の部分は収納されます。したがってプラ容器に収納する必要はありません。段ボール容器で十分です。

この場合の原価計算は、仮に 50L の容器・収集運搬・中間処理費の計が 3,000 円とすると、収集運搬 60% 1,800 円、プラ容器代 20% 600 円、中間処理費 20% 600 円とします。これが現在の状態です。一方、安全針を使えばプラ容器を段ボール容器にできます。容器価格は 150 円になり、差額分の 450 円がまず節約できます。収集運搬費は同じで、中間処理費は、プラ容器の焼却費 600 円が、段ボールでは 523 円と、わずかですが 77 円安価になります。計 527 円の節約となり、次の安全針の購入に回せます。これが基本的な考え方です。

主目的の 1 つである脱炭素で、CO_2 排出量は、50L プラ容器 1.8kg であれば、消費化石資源としては 3,240mL と、CO_2 の排出量を 9.44kg CO_2 削減しました。結論として、最も危険である採血の際に、安全針を用いることで、針刺し事故を激減させるのに加えて、プラ容器の削減にも繋がり、ひいては CO_2 の削減にも寄与するのです。

米国の例でも明らかなように、国として安全針使用の法制化を行い、医療に携わる人々から針刺し事故の大きな不安を取り除くべきです。これは下流に位置する処理業者にとっても福音となり、感染者を防ぎ、安全な医療のイメージ作りをし、貴重な医療人材の他分野への流出を

防ぐ効果もあります。そして、何よりこの例で見たように、1病院であっても毎年30人以上の医療従事者をC型肝炎に罹患させる危険を回避できる点を強調したいと思います。

最近では、段ボール製の針廃棄容器も市販されています。採血針は安全針を用い、通常の薬剤注入の注射針は、段ボール製を活用することにより、さらなるプラ容器抑制と、費用削減に繋がっていき、今後の容器改善も期待できます。

段ボール容器による費用削減分を、さらに安全針利用拡大の費用に回せば、今まで、安全針は高価だからと使用を躊躇していた医療機関も、先のリスクマネジメントの費用対効果分析を正しく見直していただき、安全針使用を受け入れると信じたいと思います。

過去に一部で使用された注射器の針のみ外す器具、注射針除去装置も現存しており（図表Ⅲ-7）、米国でも利用されています。採血は安全針、通常の薬剤の注射器は針除去装置、または注射針可能な段ボールと使い分ければ、安全効果と費用削減、そしてCO2削減等が、同時に達成されます。できるならば、安全針の利用、段ボール容器使用等の一連の方法は、個々の医療機関に留まらず、医師会単位など、広く地域全体で行うと効果も大きいでしょう。

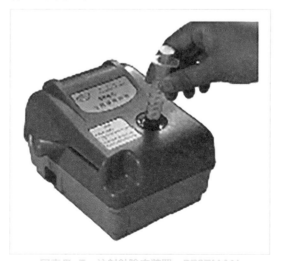

図表Ⅲ-7　注射針除去装置　BESTMAN
http://www.medicalexpo.com

追記：プラ容器の使用の仕方について

通常、感染性廃棄物の容器については、医療機関の関係者は、知ってか知らずか、無料であると錯覚しているふしがあります。しかし、廃棄物処理費用の中でプラ容器の占める割合は高く、約1/5です。詰め過ぎは危険ですが、スカスカで出されるのも、処理業者側としては高価なプラ容器を無駄に焼却することになります。規模が大きい病院では、入札などで容器代を安価にし、病院機能評価等の影響からか、明らかに少ない量での排出が多過ぎるという、収集運搬処理業者からの指摘も多くあります。

高価なプラ容器を決して無駄遣いのないよう、ご協力いただきたいです。2割ほど余裕ある詰め方が望ましく、医療関係者が足並みをそろえて、徹底してほしいです。

(3)【発想転換2】プラ容器の再使用

プラ容器の代わりに、安全針に限って段ボール使用を可能としました。また、通常の注射針は、段ボール製の針専用容器も発売されており、感染の危険性も低く、CO2削減も可能です。これらの使用が、価格（容器の価格、中間処理の価格）低下にも繋がります。感染性廃棄物に用いるプラ容器を、廃棄物を入れたまま焼却を行う現在の方法はあまりにも時代に逆行しています。新品のプラ容器を感染性廃棄物の廃棄のために、そのまま焼却してしまうなど、早急に改善を図るべきです。

プラ容器を焼却しない方法を考えます。すなわち、プラ容器は毎回燃やさず、再利用するという考え方です（図表Ⅲ-8、Ⅲ-9はいずれも、米国のStericycleステリサイクル社で実施されていたものです。最近の映像は、https://www.youtube.com/watch?v=fGtbNRHYxCE参照）。

検討する方法では、プラ容器は炉に投入しま

せん。プラ容器内にはビニールの内袋を入れて、廃棄物は内袋ごと炉に投入し、プラ容器は回収し、洗浄、滅菌して再度使用します。感染の危険性が高い手術器具・医療機器の再利用が可能であり、感染の危険性が低い廃棄物用プラ容器も、滅菌方法や価格等の検討は必要ですが、こうした再利用は十分可能であると考えられます。

　ここで問題点が2つあります。①プラ容器を焼却炉に入れないで、中の感染性廃棄物だけを焼却炉に入れる方法を考えだすこと、②容器を滅菌し、再使用する方法です。容器を投入しない方法は、すでに米国ステリサイクル社で稼働している方法がその原型で、それほど高度ではありません。自動ロボットでプラ容器の蓋の枠を外し、容器はそのままコンベアで炉の投入口まで運び、中身だけを投入します。日本での実施では、プラ容器にプラ袋を入れる形が望ましいでしょう。面倒でもプラ容器にはプラの内袋を入れ、そのまま容器から投入口に入れる方式をとります。中身が散乱しないように袋は閉じ、コロナ等のエアロゾル感染防止が可能な方法が望ましいでしょう。

　写真のような方法は、米国で10数年前より行われており、日本の川崎重工業製のロボットが自動的に廃棄物容器を開け、投入口で内部の廃棄物を投入する方式です。問題点は、廃棄物を開けた容器は、その後、消毒液で消毒し、次に高圧蒸気で滅菌して、再度使用することです。この滅菌については、バックグラウンドは、こ

れも米国が先鞭を着け、日本でも、単回使用医療機器（SUD：Single Use Device）いわゆる手術器具の再使用が実用化の時代に入っています（2017年7月厚生労働省通知）。廃棄物用プラ容器の滅菌なら認可の可能性は高いと判断しています。

　日本の場合には、何らかの規制があるか、自動化のために何らかの仕組みの容器を作成するか、投入の方法などが課題となります。難しいのは、投入後の容器を回収した後の洗浄・滅菌です。各中間処理施設で再使用のための洗浄・滅菌を行うとコスト高になるか、検討が必要です。いずれにしろ、プラ容器の焼却を避ける方法が模索できればと考えます。

(4)【発想転換3】感染性廃棄物の発生抑制及びプラのリサイクル促進

　医療分野でも、できる範囲内での発想転換によって、プラ容器使用抑制の具体案を考え出し、脱炭素に少しずつでも貢献したいと考えています。J&T環境㈱東京エコクリーンでは、医療廃棄物専用炉900℃で感染性廃棄物を焼却し、熱回収し、23,000KW東京都7,700世帯分を発電し、利用しています。また、感染性廃棄物の焼却灰は回収し、産廃用ガス化旋回溶融炉550トンに投入し、注射針等の鉄、アルミ等のマテリアルリサイクルも行っています。

　医療用プラ市場は、2015年から2020年にかけて緩やかに成長しました。2021年から

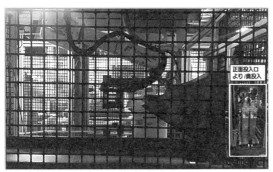

図表Ⅲ-8　注射器専用プラ容器の自動蓋開け

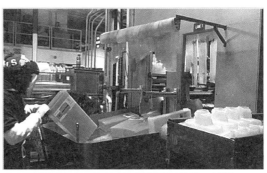

図表Ⅲ-9　注射器専用容器の洗浄・滅菌

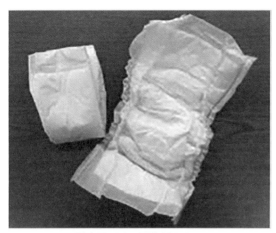

図表Ⅲ-10　再生紙おむつ

2026年にかけて、約7％のCAGR（年平均成長率：1年当たりの成長率を複利で計算したもの）で成長すると予測、期待されています。

医療用プラとは、医療用途に特化して製造された様々な高分子材料です。主な種類としては、不正開封防止キャップ、バイアル、ビーカー、吸入マスク、ベッドパン、点滴チューブ、錠剤ケーシング、手術器具、補綴物、カテーテル等に使用されています。一般的には、シリコン、合成ゴム、ポリマーブレンド、高機能プラスチック、エンジニアリングプラスチック等が使用されています（資料：(株)グローバルインフォメーションの予測資料、他）。

特に医療関係のリサイクルは、費用と手間が掛かります。手近なところと、効率の良いところを選んで手掛けていくことが必要です。日本にはすでにヴェオリア・ジャパン（株）などの合同でリサイクルの（株）プラニックが設立され活動しています。

今まで、医療関連の廃棄物は無条件で感染性廃棄物として廃棄していました。今後は、感染性廃棄物を選択するのではなく、リサイクルに回せるものを取り出し集めることが求められます。プラ類は、チューブ、点滴液パック等を筆頭に、鉄、ステンレス等金属類（単回医療機器は優先）、その他のリサイクル可能品の選択か

ら始めるべきです。一部医療機関では、すでに実行に入っています。着目点を替えれば、医療系廃プラを集めるだけで、RPF（Refuse-derived paper and plastics densified Fuel：高品位の廃棄物固形燃料、石炭代替燃料）等の製造は可能です。

また、再生・紙おむつ工場を実際に見学したところ、パルプは高品質ですが、自治体でないと地域の紙おむつ収集が困難です。現在、九州の一部の町村で実行されており、使用済み紙おむつ中の高吸水性樹脂（SAP）に関する新規リサイクル技術が開発され、今後の発展が待たれています（図表Ⅲ-10）。当初は、運搬処理業者に託しますが、医療機関で別ルートを持つ時代が予想されます。プラをただ単に燃やすことは避け、プラニックなどの協力を得て、リサイクルに回すことがまず第1と考えます。

(5)【発想転換4】CO2を出さない画期的な感染性廃棄物処理法の模索

私は小さな自主的な勉強会を開催しています。そこでCO2やダイオキシンを出さない新たな焼却法「有機物磁気熱分解エネルギー変換装置」実用化の情報提供がありました（図表Ⅲ-11）。

主な特徴としては、①CO2、ダイオキシンの発生がない、②有機物であれば何でも分解可能、③減容は1/200〜1/400（通常の焼却では1/5〜1/20）、④点火には市販の炭10〜20kg程度で完了、⑤処理温度300〜500℃、⑥残留物は弱アルカリのセラミックパウダーと無酸化の無機物、⑦豊富な温水（市町村立の温泉施設に利用）と発電も可能（3.8KW/h×24h）、⑧ランニングコストは58,000円/月と低コスト、などです。

すでに中規模病院で導入、実用化されています。今後、CO2を出さない感染性廃棄物の滅菌が可能となり、小規模で行えば、プラ容器の

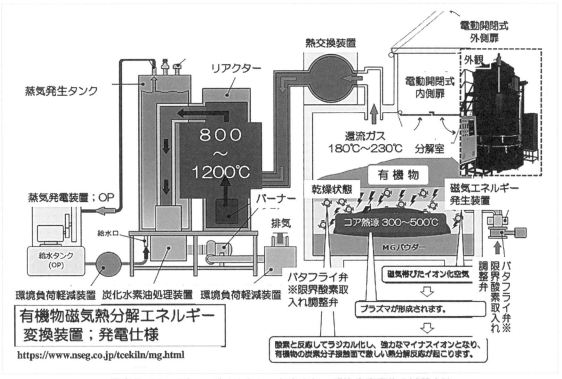

図表Ⅲ-11　CO₂、ダイオキシンを出さない感染症廃棄物の滅菌方法

再使用も可能です。

　現段階では、装置の費用も安価とのことです。まだ試行錯誤の段階であり、既存の中間処理施設との兼ね合いもあります。地域の医師会、市町村の福祉施設との共同利用等、今後の有効な活用が待たれています。

参考資料

1) 湯川順子、下関市立中央病院における安全器材導入プロセスと費用対効果。

2) 吉川徹、針刺し損傷予防技術の国際動向と医療職場の職業感染対策の進展〔第17回メディアレクチャー 2010年9月29日 講演資料〕No.22

3) 李宗子、2015.3、全国エピネット日本版A 2013調査結果およびエピネット日本版手術部版について　職業感染対策実践レポート Vol.11、Ignazzo（イグナッソ）

4) 職業感染制御研究会、職業感染防止のための安全対策製品カタログ集 第5版（2012）

5) （株）日省エンジニアリング、有機物磁気熱分解エネルギー変換装置〈 MG22Eh 〉
https://www.nseg.co.jp/tcekiln/mg.html

6) 松島肇ほか共著、医療関係機関を対象にした特別管理産業廃棄物管理責任者講習会テキスト、環境省監修、第1章 感染に関する基礎知識

2. 医療機関と処理業者とのより良い関係

医療機関と処理業者の関係

感染性廃棄物を中心に、廃棄物の適正処理について考えてきました。

一番、最初に本書を手に取られた時と、廃棄物についてのイメージは変わられたでしょうか？ 疑問に思っていらした点は、解決したでしょうか？

細かな規則やルールが出てきて、返って面倒と思われたら、お許しください。少しでも、判りやすく、何のために決めたものかなどをご理解していただけるなら幸いです。

この項の前半では、医療機関が外部の処理業者に対する事項をまとめます。

図表III-12 は、排出事業者である医療機関とその廃棄物の処理の委託を受ける処理業者のより良き関係を表してみました。

①医療機関と処理業者の意思疎通

両者にとって共通していることは、適正処理の遂行です。

現在は、技術的にも進んだ廃棄物処理では、業の許可を持った専門の処理業者への委託処理で行うことが前提になっております。したがって、医療機関から排出された廃棄物に対しては、処理業者は、契約を結んだ事項に基づく処理を行います。

医療機関は、排出事業者責任として確認しなければならないことは、マニフェスト伝票の交付を行い、各処理の終了に伴い、返送によって、処理の実行を知り、確認します。

医療機関と処理業者との直接的なやり取りは、廃棄物の排出と、紙マニフェストの場合は、紙マニフェストA票控えにサインをもらい、残りのマニフェスト伝票一式を預け、医療機関から中間処理に向かう、わずかな間しかありません。

基本的に、委託費を払って処理の仕事をやってもらっているという感覚は、なくしてください。医療機関でできないところは、契約に基づいて、お願いする。しかしそれは処理の部分です。あくまで**排出事業者は、医療機関であって、その責任も医療機関にあります**。

費用は、処理費用であって、責任は別物です。したがって、「より良き連携」、「良きパー

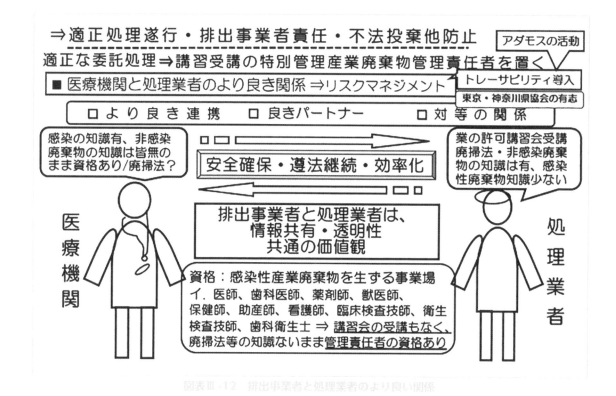

図表Ⅲ-12　排出事業者と処理業者のより良い関係

トナー」、「対等の関係」が、基本です。これを
お忘れなく接してください。一心ですが、同体
ではなく、どちらかがつまずきそうなら助け合
います。

②確認事項と意思疎通のポイント

　医療機関と処理業者の意思の疎通、実際には、
排出事業者である医療機関と処理業者は、情報
共有、透明性、共通の価値観とを持ち合わせて
いなければ、適正な処理の遂行も、不法投棄等
の防止なども、防ぐことができません。他から
は、医療機関はとかく、処理業者任せである、
排出事業者責任を自覚していないなどいわれて
おります。

　ところが、実際には、上記のマニフェストの
やり取りも、収集運搬の運転兼務の人が、限ら
れた時間内に行い、一部の医療機関からは、廃
棄物の法令他知識も専門に学んでいない方が多
いなどいくつかの要因で、質問してもなかなか

要領を得ないとの苦情もでています。できれば、
月に一度、2カ月に一度でも良いので、処理業
者側のしかるべき方を決めていただき、定期的
に基本的事項の習得、意見交換の場を設けるこ
とが、解決の第1歩です。

　あらかじめ、テーマとスケジュールを決めて
おき、時間が許せば、基本的な考え方の部分に
ついて、まず説明を受けて意見の交換をします。
一通りの話し合いができれば、その後は、年に
数回程度の連絡で済むでしょう。

　図表Ⅲ-12に双方の矢印を出したのは、双方
伝えるべき情報があるにもかかわらず、時間に
追われ、いつも不十分で終わってしまうのが常
だからです。

　医療機関と処理業者との立場ですが、図の上
から4行目にあるように、「より良き連携」、「良
きパートナー」、そして「対等の関係」とこの
3項について、最初に、ざっくばらんに話し合
いをすることです。

「情報共有」、「透明性」、「共通の価値観」などは、平たく言えば、右左の矢印の間にあるように、両者にとって、まずは「安全確保」であり、これについては、分別の問題など、処理業者側も、他で起きたことを伝え、双方の安全を期することが重要です。双方で廃棄物の大きな分類違い等、考えていることの違いに気づくことが大切です。

法律の改正などについても、どちらにとっても、「遵法継続」は、絶対的な前提条件です。一般的には、処理業者側が、情報入手は早いと思います。医師会の通知などがもし院長などが、伝えてくれるような環境であれば、この通知について解説をしてもらい、「情報の共有」は、双方の熱意で進み、「効率化」も付いてきます。

上から2行目にあるように、医療機関が適正な委託処理を実施するには、法的に決まっておりながら、医療関係だけは、旧厚生省も、外郭団体もテキストもできず、旧厚生省指定の講習会を開催できなかったのでしょう。

「講習会受講の特別管理産業廃棄物管理責任者」がいない医療機関が、絶対的に多いという、廃棄物処理法の施行規則違反は、何らかの他の違反や、事故が起きないうちに、早急に手を打つべきであったと考えます。苦労しましたが、日本医師会 廃棄物担当の田島知行常任理事と、(公財) 日本産業廃棄物処理振興センター古市理事長の出会いにより、竹内敏理事兼研修部長のご協力を賜り、平成19 (2007) 年に準備とテキスト執筆等を含めて2年弱の準備期間で、環境省の監修の許可も取り、各都道府県・政令市に日本医師会と共催の「医療関係機関等を対象の特別管理産業廃棄物管理責任者講習会」を認めていただくことになりました。日本医師会としては、会員には任意であり、強制はできませんが、事務の方でも13,200円／1日で、廃棄物処理法に基づく国の資格取得が可能です。この講習会の新設は大きな飛躍であった

と言えます。

③医療機関の廃棄物処理体制強化策

1) 診療活動と廃棄物の関係

医療機関は、日々の診療を通して、患者の健康増進を目標として、身体に不具合がある方、疾患をお持ちの方に対して、その診断と治療、リハビリ等に努めています。

診療は人の体に例えるならば、陽の当たる動脈活動・産業といえます。どこの医療機関でもこの利潤の上がる動脈活動には力を入れております。しかし、これを陰で支える廃棄物処理などの静脈活動・産業は、ややお粗末です。この2つが相俟ってこそ、大きな成果が得られます。医療でいえば、診断と治療などの提供が、動脈活動です。一方、この診療の後、注射針や、検査後の血液、使用後の治療材料等が発生し、これら感染性廃棄物などを安全に処理する、あるいは環境を守るのが、静脈活動です。

新たな物の製造や付加価値を付けるプラスの要素には皆さん積極的ですが、静脈活動の部分には、目を背けがちになるのは世の常です。後の始末やら、縁の下の力持ち的な活動など一連のものが伴ってきます。以下で、これらの解決策の提案をいたします。

廃棄物処理もその1つで、「処理」という言葉は、辞書では、「事件・事務をさばいて始末すること」と、見えない形にするかのように悪い意味を含んだ言葉を用いております。

医療においても、今後は、廃棄物の廃棄ばかりにとらわれず、まず3R (スリーアール)、すなわちリデュース (抑制)、リユース (再使用)、リサイクル (再生) など積極的な利用面の開発も念頭に入れて行うことが肝要です。動脈活動と静脈活動の両面が揃ってこそ、医療活動の大きな成果が得られ、円滑な診療活動が持続するものと考えます。

どのようにしたら不安のない、安全・安心の

廃棄物処理を行えるか、医療機関のチームとして、適正処理を可能にするアドバイスをいたします。

④専門分化した院長補佐役

1) 新たな対応策

本書では、主として医療機関に従事されている個々人に廃棄物処理についての知識、ルールの解説、現物の廃棄物の分別と適正容器への収納、そして「危険な分別とその回避」などの知識等をお持ちいただくことに努めました。これだけでも、大きな成果が得られます。院長も廃棄物については、学んでおりません。さらに医療機関としての廃棄物処理の効果を大にする方法について提案したいと思います。

特に診療所では、「はじめに」でも触れたように、大部分で管理責任者は、院長が自ら登録しております。他企業では、社長が、管理責任者を務める、というようなことは、ほとんどあり得ません。病院でも、然るべきポジションの方が届出ております。

特に診療所などは、管理責任者として届け出の院長は、廃棄物処理法についての知識を持ち合わせていれば良いですが、医療関係資格者全て同じで、廃棄物についての知識取得の機会などはほとんどあり得ませんでした。本文で触れたように診療所の90%を超えるほとんどの院長は、講習会受講無しです。私が講師の際は、数十名の熱心な院長の受講もありました。

ガソリンスタンド、メッキ工場等々では、必ず講習会を受講し、修了試験を合格した管理責任者1名を届出ることが廃棄物処理法施行規則で規定されており励行されています（ちなみに、届出無しなどの違反は、第12条の2第8項第5号 処理責任者等設置義務違反は、30万円以下の罰金：この管理者は、講習受講、修了試験に合格した、修了者です）。

医療のように講習会の受講無しであっても資格者となれば、自分で資格に合った学習はするものとみなされ、修了者は、相応の知識有りとの扱いです。これは、院長にとって、とても危険な状況といえます。

この解決策として下記表の通り、罰則を含め法令面の担当者1名と爆発など危険を伴う廃棄物の分別に関する実務面の1名、そして感染性廃棄物、また針刺し事故などの実務面の1名で、計3名の知識、実務のカバーをする補佐役を置かれることを提案します。

各診療所の事情でも異なりますが、次に3補佐役について解説します（図表Ⅲ-13）。

ⅰ）法令担当補佐：主として事務担当

法令としては、主として廃棄物処理を委託により行うことに伴う、具体的には委託基準とマニフェストの管理に伴う2つの法令関係が挙げられます。

委託基準は、契約など主として委託処理を始める際の初期事項が中心です。もう1つは、廃棄物排出時に行うマニフェストの交付と、中間処理等各処理の終了で返送されるマニフェスの各処理終了の確認が中心です。

もう1つは、廃棄物排出時に行うマニフェストの交付と、中間処理等各処理の終了で返送されるマニフェスの各処理終了の確認が中心です。これは廃棄物排出時にマニフェスト交付から始まるため、毎日を始め、毎週であれ、継続事項といえます。したがって主として法令中心の事務面です。事務長とマニフェストなど日常的に業務は起きますので、事務職の方が適しております。

状況によっては、管理責任講習会を受講して、管理責任者の資格を取ることをお勧めします。補佐役として、管理責任者の資格を取ることで意識も変わり、廃棄物処理に関しても関心が湧き、仕事の上でも、メリットは高いと考えます。私も1日通常の特別管理産業廃棄物管理

〇〇診療所 廃棄物処理・管理計画例

届出管理責任者；院長 〇〇太郎 医師　　＊

補佐　　①　　　　　　　②　　　　　　　③

法令担当（事務）　※	特管担当 （検査技師）＊	感染性 担当（看護師）＊
管理責任者 △山△男	管理責任者 △山△男	管理責任者 ◎野〇子

※ 必要に応じ；医療機関を対象にした特別管理産業廃棄物管理責任者 講習会受講

＊ 医療資格者「医師、歯科医師、薬剤師、獣医師、保健師、助産師、
看護師、臨床検査技師、衛生検査技師、歯科衛生士」 講習会受講無し ⇒ 本書の活用

◆ ＊ 講習会受講無しの医療資格者、講習会受講無しの事務担当者、施設関係職員
等は、本書で、自己学習することをお勧めします。実務的感染性廃棄物の廃棄物の
定義と分別、特別管理産業廃棄物との混合禁止・実例、危険な排出等については、
講習会では、学習できません。本書の活用を！

図表Ⅲ-13　診療所 廃棄物処理・管理計画例

責任者講習会を受講して修了証を取得しました。本書「第Ⅱ章 医療廃棄物の処理」を読まれたなら、十分に成果は得られます。次いでここからは、現場の実際の廃棄物の分類、分別の課題になります。

ⅱ）特別管理産業廃棄物担当補佐：主として
　　臨床検査技師等担当

廃棄物については、種類は少ないですが、爆発性、毒性など特別管理産業廃棄物、産業廃棄物の大きな分類と廃棄のスペシャリストとして、臨床検査技師、薬剤師等が適しています。主たる業務は、WDS（廃棄物データシート）の作成と伝達、周知徹底、現物廃棄物、主として特別管理産業廃棄物を感染性廃棄物などのプラ容器に、分類を超えた物を決して一緒に廃棄をしないで、個別にそのままの梱包で試薬瓶、プラボトル等を廃棄することの遵守です。

診療所ですと該当する品目は限定的ですが、病院では、病理検査などを実施していると爆発性、毒性などに該当する、引火性など危険な性

状のものが多々発生します。感染性廃棄物より更に危険性が高いといえ、これらの廃棄物を感染性廃棄物と一緒の容器に入れることは、厳禁です。

当初から、品名のリストを作成し、このリストを元に、性状、爆発性、引火性、取り扱いの注意事項などを追加し、WDSを作成します。そして、これに実際の特別管理産業廃棄物の薬品等の瓶なり、プラ容器、スプレー容器などの写真等を添付し、これらを感染性廃棄物のプラ容器に混入することの危険を周知徹底してください。この主体となるのが、直接これらを扱う、臨床検査技師、あるいは、薬剤師、放射線技師などの医療関係者です。これらの資料を処理業者（収集運搬、及び中間処理）に排出事業者が伝達、徹底することが、排出事業者責任の重要な役割です。

この特別管理産業廃棄物の類の原則は、単品で独立して廃棄することで、廃棄方法を徹底します。特に液体廃棄物を混合することは、厳禁です。固形物でも、原則独立です。個別廃棄が

147

原則です。

瓶なり、プラ容器なりの保存状態のまま、箱またはトレーなどに、並べて廃棄を徹底することです。薬品名などのラベルは、良く見えるようにします。間違っても、感染性廃棄物の容器に入れないことです。

ⅲ）感染性廃棄物担当補佐：主として看護師等担当

感染性廃棄物に関するものです。ⅱ）と比べると、爆発などの危険性は低くなりますが、針刺し事故など、診療時に起き、採血が終わった直後、採血針を抜く時、あるいは採血液を分ける時等に発生しますので、要注意です。安全針でも、針が引っ込まないうちに抜いて針刺しを起こしており、要注意です。

これは外来、入院でも直接診療に従事している看護師、保健師等が中心となります。診察・治療で発生した、主として感染性廃棄物を各医療機関の状況で、適した容器に廃棄します。その際に最も注意することは、採血注射針など鋭利なものは、感染性廃棄物であり、プラ容器などに収納することです。本文でも重ねてお伝えしましたが、そこには、感染性廃棄物以外の「特別管理産業廃棄物」を、決して感染性廃棄物のプラ容器に混入しないことです。

簡単なことのようですが、多くの方がそれぞれ廃棄するので、徹底がされておりません。また現状では、補佐役のような、管理責任者、あるいは単に責任者が明らかになっていないことも多く、杜撰な分別、誤分類となっており、処理業者側からいくつもの苦情が出ています。大病院では、手術室の縫合針刺し、切創が増えており、要注意です。

必要なことは、院長の補佐として講習会を受講することです。しかし、当時講習会テキストには盛り込めなかった、危険な分類・分別等については、本書で、例示、及び解説しました。

本書を参考に知識を吸収するなどして、講習会を受講する以上のことを院長の補佐として、担ってください。補佐は、1人である必要はありません。形としては分担であっても、補佐の内容が機能していれば、さらに効果は大きいといえましょう。

医療機関を対象にした管理責任者講習会は、2007（平成19）年4月に発足、約16年が経過しております。最近のテキストを見ましたが、筆者が執筆した範囲は、法改正以外は、ほとんど改訂されておりません。講習会の受講に加えて、本書では、当時では得られなかった、現場での廃棄物の分類・分別、異なる危険度の高い「特別管理産業廃棄物」と「産業廃棄物」などの大きな異なる分類、グループを、感染性廃棄物のプラ容器に混入することが、被害は大きく、危険であることを指摘します。異なる廃棄物の分類の混在はありえません。

特に危険なのは、焼却をする「感染性廃棄物」への引火性の高い物質の多い「特別管理産業廃棄物」の混入です。爆発、火災の原因となります。医療関連資格者は、管理責任者の資格はお持ちです。講習会費用13,750円（オンライン13,200円）と1日費やすなら、本書の必要部分を活用されることをお薦めします。

事務系の方は、この際、資格を取ることをお勧めします。資格を取得すると、廃棄物処理に対しての意欲が湧いてきます。

廃棄物処理については、従来から、分かりにくい部分もあり、とかく、疎まれて表立った組織として行ってきませんでした。ここではこれらを改めて、全体のまとめ的な部分と共に、医療機関の規模によっても変わってきますが、感染性廃棄物担当補佐の組織を主として、事務部門と、看護師等の補佐役の部分と、臨床検査技師、薬剤師等の補佐役の部分との3通りについて解説しました。この考え方を取り入れるようにして、講習会未受講がほとんどの医療機関の

特別管理産業廃棄物管理責任者である院長の負担を軽減し、法令、特別管理産業廃棄物、感染性廃棄物等々と専門的な知識が必要な部分をカバーし、補佐するように組織として対応していくことをお勧めします。

⑤廃棄物に関する法令・知識

現状のように廃棄物に関する法令知識に乏しい場合は、実際に、東京都内で起きた事件で、警視庁によれば、350の医療機関が、業の許可は、産業廃棄物のみで、しかも期限切れの業者に、感染性廃棄物の処理を依頼し、マニフェストもこちらでやるからと、お任せにしておりました。ところが排出した感染性廃棄物は、コンテナの中に入れたままで、不法放置されており、これが露見した事件が起きています。優良処理業者を選ぶことを怠ったための、大きなしっぺ返しともいえます。

この対象は、主に動物病院が多かったようです。しかしいったん事件となれば、医療関連資格者は管理責任者であり、責任者として扱われます。多くは院長が届出されております。しかし、看護師、臨床検査技師等各資格者は、講習会を受けていないので、知らなかったという立場では、扱ってくれません。

講習会免除とは、規定されておりません。管理責任者としての内容は、要求されます。「自分で学びなさい」ということです。この点は、各資格者は注意された方が良いと思います。本書は、特に医療資格者に短時間で、管理責任者の講習会以上の内容を取得していただければと考えて作成しています。疑問点が出た場合には、ぜひ参照してください。

まず、適正な廃棄物処理としては、現在の病院などは組織的にも廃棄物部門もある程度充実しております。しかし診療所の多くは、院長自体、処理法、廃棄物に関しての法令のガードは、脆弱です。

医療機関、特に診療所など小規模の医療機関の感染性廃棄物適正処理については、院長ばかりに負担を掛け過ぎるのは困ります。事務部門、臨床検査技師、薬剤師、看護師等々の医療関係者で、チームで補佐役として、廃棄物の専門的知識を分担して補佐する組織的な改善案の提示をしました。形骸化することなく、各々が率先して牽引して行く意欲がないと、継続しません。個人で大きな負担を抱えず、それぞれの専門で、分担して、機能させてください。これらを参考に、講習未受講の特別管理産業廃棄物管理責任者である院長を補佐して、廃棄物処理法を遵守した適正処理を行われることを強く願います。

3. 医療廃棄物の小口回収におけるトレーサビリティシステムの構築

はじめに

　筆者とADAMOSとの接点は、筆者が研究分担者として参画していた環境研究総合推進費資源循環領域「静脈系サプライチェーンマネジメントのための情報通信技術の導入可能性と効果分析（JPMEERF20193005）」の一環として、小口回収におけるトレーサビリティシステムの構築に関するテーマを扱ったことがきっかけです。具体的には、小規模な医療機関から排出される感染性廃棄物（以下、医療廃棄物）に着目し、医療廃棄物の適正処理推進と小口回収業務の効率化を図るためのIoTを活用した汎用性の高いシステムの構築を目的としました。システム構築の前段階として、ADAMOSの協力を得て、感染性廃棄物の排出と収集運搬の実態把握のため3社の収集・運搬事業者とI市の小規模な260件の医療機関を対象に現地ヒアリングとアンケート調査を実施しました。調査結果から抽出された現場ニーズを踏まえて、石井が提唱する活動記録管理（Work Chain Management，WCM）を基盤としたトレーサビリティシステムの提案を行いました。また、排出事業者と収集・運搬事業者のインタラクションを考慮した集荷依頼方法を体系化し、早期に実装可能なトレーサビリティシステムの要素技術のシステム開発と社会実装に向けた提案を行いました。

　これらの取り組みの成果の詳細は、文献[1]にまとめていますが、本稿では要点をまとめることとし、それを踏まえ、今後の社会実装に向けた取り組みの提言を行うこととします。

(1) 医療廃棄物の小口回収の実態調査

1）収集・運搬事業者

　ADAMOSに参画している収集・運搬事業者3社の管理者へのヒアリング調査を通じて、確認できた点を整理しました（図表Ⅲ-14）。共通の課題として、収集・運搬のルート作成はドライバーの経験則に依存しているため、効率

	A 社	B 社	C 社
調査日付	2019 年 3 月 18 日	2019 年 3 月 18 日	2018 年 12 月 19 日
車両台数	約 60 台	12 台	14 台
収集件数	10 件 / (日・台)	20 ～ 30 件 / (日・台)	10 ～ 20 件 / (日・台)
ルート作成	ドライバーの経験則 (回収量は経験則から事前に把握)		
小口顧客数	20,000 件	5,000 件	3,000 件
問題意識	☐　収集時の駐車 ☐　配車管理方法 ☐　電話受注	☐　配車管理方法 (新人は配車計画作成 が困難)	☐　収集時の駐車 ☐　配車管理方法 ☐　電話受注

調査日時	2019 年 5 月 28 日 (火) 8 時 30 分～ 12 時 30 分
調査場所	世田谷区，杉並区，練馬区
ドライバー	収集歴：13 ～ 14 年
収集件数	26 件
収集数量	プラスチック容器 (10kg)：2～4 個 / 件・液体容器 (20kg)：1～7 個 / 件
作業時間 (実績管理)	紙管理　：10 秒～20 秒 電子管理：50 秒～60 秒
日報作成方法	紙管理　：会社に戻り、約 1 時間の日報作成を行う。 電子管理：自動処理
問題意識	☐　駐車場に空きがないため路上駐車が多い。 ☐　医療機関により、紙管理と電子管理が異なる。 ☐　紙管理の日報作成業務に要する時間が長い。

的なルート作成のノウハウや医療機関情報など が蓄積されておらず新人等への引き継ぎが困難 であり、非効率な収集・運搬や慢性的なドライ バー不足が発生していることが確認できました。 また、小口医療機関の集荷依頼は、電話による 受注が大半を占めるため、その際の受注ミスが 課題となっていることもわかりました。B 社の ドライバーへのヒアリング調査を行った結果を 整理します（図表Ⅲ -15）。紙マニフェストと 電子マニフェストが混在していることによる業 務の煩雑性や事務処理に携わる業務時間が大き いことが課題として抽出されました。

2）医療機関を対象とした排出実態調査

医療機関における医療廃棄物の適正処理、排出実態と収集運搬の実態を把握するため、Ｉ市（人口：48万人）の小規模な医療機関を対象としたアンケート調査を実施しました。回答者の医療機関の多くは従業員人数が10名以下の小規模診療所であり、診療科目にはばらつきがあります（図表Ⅲ-16）。回答件数は91件（回収率35％）であり、調査実施期間は2019年12月です。

今回の実態調査により、把握できた情報を以下に要約して述べます。

・大半の感染性廃棄物は、種別によらず、プラスチック容器により廃棄されていること。また、その容量としては、20～40Lが大半を占めていること（図表Ⅲ-17）。

・収集・運搬事業者との契約形態は、回答者のうち約97％が容器を購入する容器個数契約となっていること。診療所のうち78％が不定期の集荷依頼を行っていること。さらに、収集・運搬事業者の集荷依頼は、すべてが電話により行われていること（図表Ⅲ-18）。

・医療廃棄物の処理状況に対しては、過半数が関心を示しているものの、トレーサビリティシステムに対する認知は1／3程度にとどまっていること（図表Ⅲ-19）。

ここで、特筆すべきは「トレーサビリティ

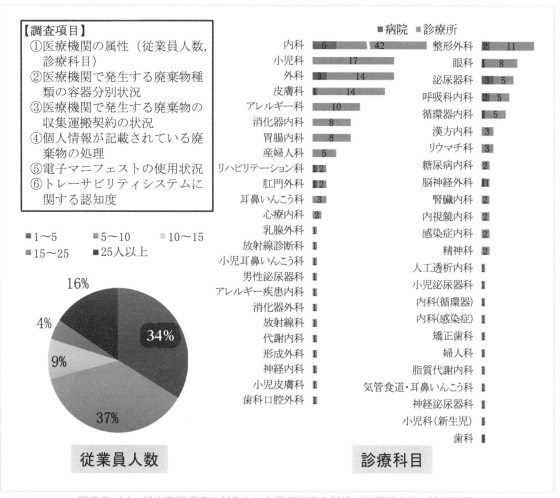

図表Ⅲ-16　排出実態調査の対象とした医療機関の属性（従業員人数、診療科目）

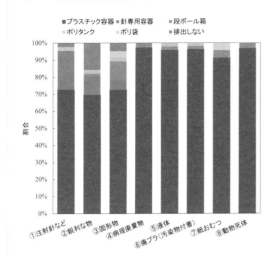

(a)廃棄物種類・容器種類別

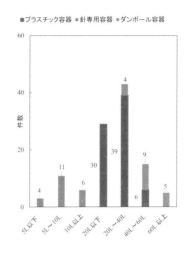

（b)容量・種類別（件数）

図表Ⅲ-17　医療機関で発生する廃棄物の容器分別状況

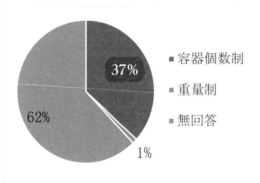

(a) 契約形態

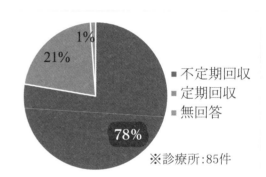

※診療所：85件

(b) 集荷依頼頻度

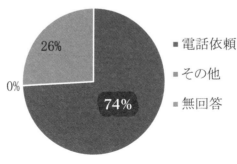

(c)集荷依頼方法

図表Ⅲ-18　医療機関で発生する廃棄物の収集運搬契約および集荷依頼の実態

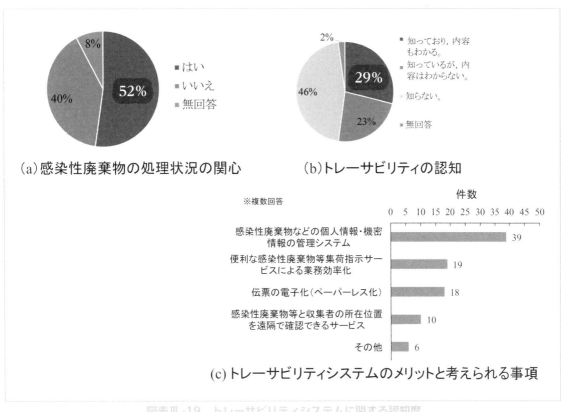

（a）感染性廃棄物の処理状況の関心

（b）トレーサビリティの認知

（c）トレーサビリティシステムのメリットと考えられる事項

図表Ⅲ-19　トレーサビリティシステムに関する認知度

システムのメリットと考えられる事項」の回答です。トレーサビリティシステムの開発に向けて、魅力があるサービスを聞いた結果、「感染性廃棄物等の個人情報・機密情報管理システム」が高い支持を得ました（**図表Ⅲ-19 (c)**）。これは、患者の個人情報保護に対する問題意識の高さが反映されている結果といえます。医療廃棄物の適正処理のみならず、こうした点に着目してトレーサビリティシステムを訴求していくことが肝要です。

(2) システム開発

1）活動記録管理（Work Chain Management, WCM）によるトレーサビリティシステム

CE（Circular Economy）の文脈のなかで、デジタル技術を活用したトレーサビリ

ティシステムや情報共有のプラットフォームの構築へのニーズが高まっています[2]。本研究においては、活動記録管理（Work Chain Management, WCM）をベースとしたトレーサビリティシステムの構築を念頭におきました。

2）集荷依頼システム

不定期回収による作業の非効率性の課題に対しては、人による業務を極力介在しない集荷依頼方法が期待されます。今回、排出事業者側の負担をできるだけ減らす必要があり、「通知ボタン」や「重量センサ」により、電話での集荷依頼を代替する方法を検討しました。先に述べた医療機関の契約形態が「容器個数契約」であり内容物が不均一であることから、「通知ボタン」を有力なソリューションとして選定しました。そのうえで、排出事業者と収集・運搬事

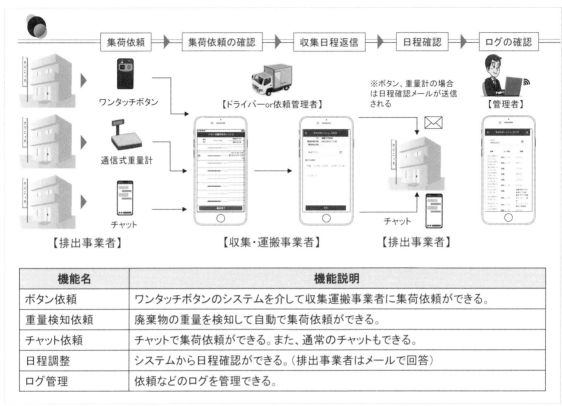

機能名	機能説明
ボタン依頼	ワンタッチボタンのシステムを介して収集運搬事業者に集荷依頼ができる。
重量検知依頼	廃棄物の重量を検知して自動で集荷依頼ができる。
チャット依頼	チャットで集荷依頼ができる。また、通常のチャットもできる。
日程調整	システムから日程確認ができる。（排出事業者はメールで回答）
ログ管理	依頼などのログを管理できる。

図表Ⅲ-20　集荷情報システムを用いた業務フローとシステム機能

業者の情報共有システムを構築しました（図表Ⅲ-20）。開発当初は、通知ボタンのみに対応していましたが、現状では、重量センサおよびWebでの集荷依頼も可能な仕様に改良しています。これにより、排出事業者のニーズに対応した集荷依頼が対応可能となりました。

構築した集荷依頼システムを用いて、ADAMOSの協力を得て、複数の排出事業者

図表Ⅲ-21　実証ヒアリングの結果

	排出事業者	収集・運搬事業者
回答者	小口医療機関	ドライバー、営業管理者
回答内容	☐　電話よりも使い勝手が良く、楽になった。	☐　日程調整が楽にできる。 ☐　使用時の時間的制約がなく，精神的負担が少ない。
課題	☐　ヒアリング時で課題は確認されなかった。	☐　電子マニフェストなどの他のシステムとの連携ができれば、なおよい。 ☐　イニシャルやランニングコストの費用対効果がクリアできるかが懸念事項。

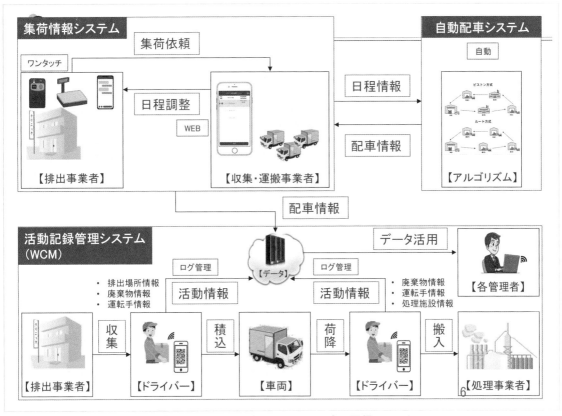

図表Ⅲ-22　WCMをベースとした小口回収システム

で実証を行いました。実証後に実施したヒアリング結果を整理します（図表Ⅲ-21）。実証期間内に集荷依頼を行った排出事業者からは、問題なく集荷依頼および日程調整ができたこと、集荷依頼の負担が少なかったことが確認できました。また、収集・運搬事業者からはシステムの実用性も含めて作業負担が少なかったこと、各工程における精神的負担がほとんどなくなったことが確認できました。

(3) 社会実装に向けた取り組み

現在、得られた研究成果の社会実装に向けた取り組みを進めています。先に示した実証段階では、個々のシステム検証にとどまっており、システム間の接続は実現できていません。現在、個々のシステムのアップデートとともに、シス

テム間の接続に向けた検討を同時並行で行っています。さらに、これらのアップデートしたシステムによる規模を拡大した実証試験の企画・立案を排出事業者等と調整しながら検討を進めています。将来的には、AIによる配車計画作成システム[3]等との連携も視野に入れており、図表Ⅲ-22のようなコンセプトで開発を進めています。

将来的には、ADAMOSが事業化の主体として、本システムを運用することを筆者としては期待しています。医療廃棄物の小口回収をモデルケースとして、水平展開することが期待できます。

おわりに

本システムは、医療廃棄物の小口回収に応用

することを念頭に開発を進めてきましたが、さまざまな廃棄物処理・資源循環システムに応用可能と考えています。例えば、事業系廃棄物の回収や今後、排出量の増加することが予想されている太陽光発電設備[4] やバッテリー等のリサイクルシステムにも応用可能です。また、バイオマス発電等の由来証明やスマートシティ等による宅配など動脈分野にも活用できます。

これまでの ADAMOS との共同研究を通じて、こうしたニーズを把握することができました。これらの成果の社会実装を進めていくためには、小さくても成功事例を積み重ねていくことが重要です。

謝　辞

本報に含まれる内容は、環境省・環境研究総合推進費資源循環領域「静脈系サプライチェーンマネジメントのための情報通信技術の導入可能性と効果分析（JPMEERF20193005）」の成果の一部を報告するものです。本研究にご協力いただいた関係者の皆様に御礼を申し上げます。

参考文献

1）吉留大樹, 横山健太郎, 程天驕, 石井美也紀, & 小野田弘士 . (2022). 排出事業者と収集・運搬事業者のインタラクションを考慮したトレーサビリティシステムの構築—医療廃棄物の小口回収を例として—. 環境科学会誌 , 35(5), 258-266.

2）小野田弘士 . (2023). Circular Economy (CE) に貢献するデジタル技術の現状と展望 . 日本 LCA 学会誌 , 19(2), 79-84.

3）胡浩 , & 山田眞 . (2021). 廃棄物収集運搬における AI 自動配車システムの開発と実証 (特集 廃棄物処理施設の自動化と維持管理). 環境技術会誌 , (184), 245-249.

4）小野田弘士 . (2021). 太陽光発電設備の廃棄費用等の確保について：制度化の議論の経緯と求められる対応 (太陽光発電設備の大量廃棄に備えて). Indust= いんだすと：産廃処理の総合専門誌 , 36(2), 11-17.

早稲田大学大学院環境・エネルギー研究科
教授　小野田　弘士

第Ⅳ章
医療廃棄物の適正
処理の実現のために

1. 一般社団法人 アダモスとは

当法人は、2012年に医療廃棄物の適正処理推進機構として発足しました。医療関連事業者の「排出事業者責任」の遂行を支援するための団体です。構成メンバーは、排出事業者、収集運搬事業者、中間処理事業者、システム会社、その他の協賛会社となっております。

主な活動としては、排出事業者の業務支援としてのシステム構築、およびその普及活動を行っております。すなわち、「**適正な業者に適正に委託する義務**」をサポートするための**電子マニフェスト**の普及と、「**委託した後、処分完了まで管理・監督する義務**」を確実なものとするためのトレーサビリティシステムの開発、普及活動です。

また、これらの活動と並行して、医療機関に対する学術的アンケートやセミナーも実施して参りました。当法人の設立から10年が経過しましたが、この間に環境に対する国民の関心も高まりました。電子マニフェストについては**社会的**に普及率が70%に達し、概ね国民の理解を得たものと思います。

また、トレーサビリティシステムについても、大学病院、血液検査会社、一部小口医療機関での活用が広まりつつあります。これらはすべて、適正処理事業者である収集運搬事業者、中間処理事業者の方々の努力の結果だと感謝しております。

昨今、スマートフォンが普及し、IoT・AIの導入が進んで、DXの時代が到来しました。パソコンの時代からスマートフォンの時代へと進化しつつあるわけですが、そうした動きに対応する、新しいプラットフォームが必要とされています。より確実な証拠、監視はもちろんのこと、現場作業員の作業負荷の軽減も強く求められるようになりました。こうしたデジタル環境や社会のニーズに沿う形で、当法人も早稲田大学様との産学共同研究などを進めています。さらに便利で、確実なデータの取得が可能となる排出事業者向けのサービスを目指し、さまざまな検討を進めています。

2. アダモスの新しい取り組み

近年の日本社会の課題として、「人口減少・少子高齢化」、「都市への人口集中・地方の衰退」、「社会資本の老朽化」、「長期的な経済の低迷」、「低い労働生産性」、「気候変動」、「温暖化・環境変動」などが挙げられています。また、企業側の課題としては、「収益面における課題」、「人材面における課題」、「ブランド面における課題」、「生産性における課題」、「技術力・営業力における課題」、「コスト面における課題」など、さまざまな課題が提起されています。

当機構としては、これらの解決に貢献するべく、今まで培ってきた WCM（Work Chain Management）という概念を活用した新しいプラットフォームの構築を研究・検討しております。DX の時代に向けた、先駆的な取り組みです。

(1)WCM とは (図表Ⅳ-1)

WCM とは一言で言えば、現場における伝票を無くすということです。それは、従来の伝票の仕組みを否定するものではなく、「安全・安心」を確保するために、管理コストをいかに下げるか、現場作業をいかに効率よくすることができるかということです。IoT や AI といったものを活用して少しでも効果を上げることができないかということです。

「伝票」は「過去のデータの記録」ですが、そこに記録されたデータは、そのデータに基づく数量販売や品質保証など、さまざまな企業行為における正確性の根拠として用いられます。しかし、忙しい現場の中で、さまざまな作業者が働いている中で、ミスは起きないのでしょうか？ 伝票データの信憑性はどうなのでしょうか？ また、伝票を集計したり保管したりといった手間やコストも発生します。管理精度を高めようとすればするほど手間とコストがかかります。慢性的な労働力不足も追い打ちをかけることでしょう。さまざまな問題が目白押しです。

さて、ここで「伝票レス」が実現したら、どのような効果が得られるでしょうか？ スマートフォン等の IoT 機器を用いて、発生源データをリアルタイムにクラウドにデータを取り込

WCM（活動記録管理）とは

「伝票」　　　　　　　　　　　　　　　　　（図表Ⅳ-1）

　→ 過去のデータの記録（証明）・・・信憑性？

（保管）

　→ 〆処理（決済に時間が掛かる）
　　管理コスト増大

■ 伝票管理からの解放

「伝票レス」　　　　　　　　　　　　　　　（図表Ⅳ-2）

　→ 現在のデータの記録（証明）・・・予測可能
　　→ **エビデンス管理（証拠の連鎖機能）**
　　　（タイムライン・画像・修正ログ）
　　　　→ **ＡＩ等を活用した業務分析**

　　→ 即時決済（Point of Action）
　　　管理コスト大幅削減

図表Ⅳ-1、2　WCM とは

みます。その時にエビデンスとして、タイムラインと5W1H（「When（いつ）」「Where（どこで）」「Who（だれが）」「What（なにを）」「Why（なぜ）」「How（どのように）」）を記録します。写真も撮影できます。このデータを次の工程の作業者が引き継ぎます。ミスがあったら修正し、修正データのログを残します。**これも5W1Hの中で記録が残ります。**これがエビデンスの連鎖です。作業の連鎖、これがワークチェーンの原点です。

　こうしてWCM（伝票レス）が実現すれば、①現在のデータが管理できれば予測可能となり「安心・安全」に役に立つでしょう。また、②エビデンス管理可能となれば伝票保管のための物理的な場所も不要となります。こうすることで、全体的なコストが軽減され、このビッグデー

タを利用することでさまざまな業務分析が可能となり、これも「安全・安心」のために活用できるでしょう。さらに、③リアルタイムでデータが決済されることにより、事務管理側でも作業が楽になり、コスト削減が連鎖してゆきます。こうした改革は、これからの労働人口の問題にも対応可能です。「伝票レス」という運用は過去に例がないため普及はこれからですが、「紙⇒電子化」よりも効果が大きいことが予測されます。

　では次に、これが医療業界の廃棄物管理にいかに役立つかを説明します。

(2) 医療廃棄物の社会的課題についてのアプローチ（図表Ⅳ -3）

　2017 年 7 月、厚生労働省より「単回使用医療機器の再製造」に関する制度の創設が公表されました。また、2020 年 4 月 1 日からは、前々年度の特別管理産業廃棄物（PCB 廃棄物を除く）の発生量が年間 50 トン以上の事業場を設置している排出事業者は、当該事業場から生じる特別管理産業廃棄物（PCB 廃棄物を除く）の処理を委託する場合、電子マニフェストの使用が義務付けされました。このように医療業界についても、環境問題は他人ごとではありません。

　Linear Economy（大量生産・大量消費・大量廃棄のシステム）の結果として、資源やエネルギーの不足、地球温暖化、廃棄物の不適正処分などの環境問題が取りざたされています。今後は Circular Economy（資源の循環）により、環境負荷の少ない持続可能な社会を目指さないといけません。それを実現する一つの方策として脱炭素が挙げられます。そこでは、GHG 排出量（温室効果ガス）の問題がよく話題になりますが、図表Ⅳ -3 に示すように、排出源は Scope1、2、3 に分けることができます。企業自らが排出する直接排出（Scope1）、電力などのエネルギー調達に伴う間接排出（Scope2）、バリューチェーンにおける他社による間接的排出（Scope3）があり、各段階の排出量を算定する方法が開発されています。ここで Scope1 と Scope2 は自社内で

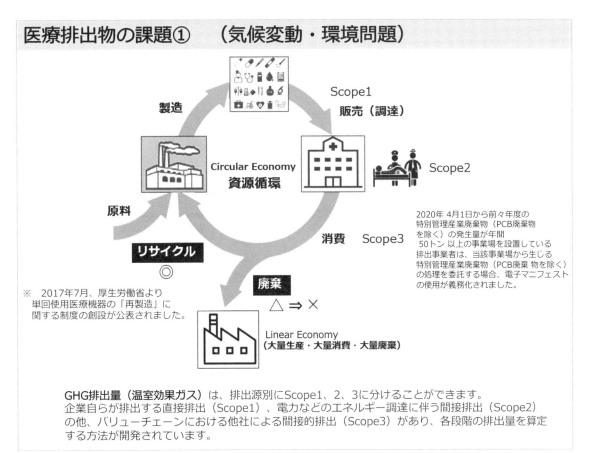

医療排出物の課題①　（気候変動・環境問題）

製造

Scope1
販売（調達）

Scope2

Circular Economy
資源循環

原料

リサイクル
◎

消費　Scope3

2020年 4月1日から前々年度の特別管理産業廃棄物（PCB廃棄物を除く）の発生量が年間 50トン以上の事業場を設置している排出事業者は、当該事業場から生じる特別管理産業廃棄物（PCB廃棄 物を除く）の処理を委託する場合、電子マニフェストの使用が義務化されました。

※　2017年7月、厚生労働省より単回使用医療機器の「再製造」に関する制度の創設が公表されました。

廃棄
△ ⇒ ×

Linear Economy
（大量生産・大量消費・大量廃棄）

GHG排出量（温室効果ガス）は、排出源別にScope1、2、3に分けることができます。企業自らが排出する直接排出（Scope1）、電力などのエネルギー調達に伴う間接排出（Scope2）の他、バリューチェーンにおける他社による間接的排出（Scope3）があり、各段階の排出量を算定する方法が開発されています。

図表Ⅳ -3　医療排出物の課題 1

算出するとして、Scope3についての実態はどうでしょうか？　業者様に任せきりではないでしょうか？

　また、視点を投資家など社外に向けてみましょう。企業評価においても、今までは財務情報が中心でしたが、今後は財務諸表外情報の開示が求められるようになります。環境、労働、安全など、今までのトレーサビリティシステムでは対応が難しくなるのです。ここにおいても、当法人が取り組んでいるWCMはその価値を発揮します。先ほどご説明したように、WCMは常に5W1Hの連鎖となります。したがって、管理したい対象が増えても、プロセスや管理方法が変更されても、トレーサビリティ機能アップの柔軟な対応が可能です。こうした点においても、WCMは昨今の社会課題とニーズに適合するシステムの在り方だと考えています。

　次に現実的な課題とアプローチについて触れたいと思います。

(3) 医療廃棄物の現場の課題

（図表Ⅳ-4）

　これまでの管理の仕組みは、上層部（管理をする側）の意向を現場に届け、現場の統制や行動の管理を目的としました。このような縦型の管理手法では、**属人的な管理に陥りやすく、環**境や組織の変化に対応しにくいといった課題が発生します。

　ピーター・ドラッカーは「マネジメントとは組織に成果を上げさせるための道具・機能・機関である」と語っています。この考え方をシス

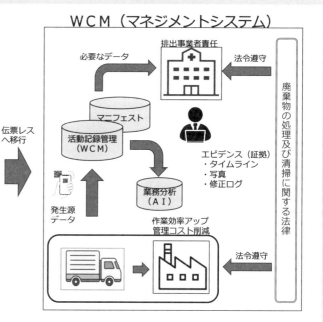

図表Ⅳ-4　医療廃棄物の課題2

テムに当て嵌めて、ヒト・モノ・カネ・情報といった４つの経営資源を有効に使い、組織が成果を上げて目標を達成できるようなシステムを目指したいと思います。

図表Ⅳ-4 に示す通り、今までは、「廃棄物処理法を守らねばなりません」、「排出事業者責任が重要ですよ」、「だからマニフェスト伝票を必ず管理して、業者にも目を配りなさい」という「直下型」の仕組みによって業務が行われてきました。しかし、これでは時代の変化（ニーズ）についていけません。といっても、変化に対応するために、新しい管理項目を増やし、手法を変更すれば、現場作業が複雑になり、負担が増します。現場側の抵抗も想定されます。しかし、それを否定するのではなく、現場で携わっている方々にも何かメリットがあるような仕組みを考えなければモチベーションが高まりません。

そこでWCMの仕組みと、マニフェスト伝票のシステムとを連動させる方法があります。そうすれば、現場での伝票管理から解放され、しかも作業効率を上がって、ミスも削減されるということなります。

また、記録されるデータのエビデンス精度が担保され、その結果として構築されたビッグデータを活用することで、前述の財務諸表外情報の管理が可能となります。以上のようなことを考え、アダモスは 図表Ⅳ-5 に示すような、「グリーンWCMプラットフォーム（仮称）」を提供したいと思います。これによって、証拠に基づく資源循環連鎖の仕組みを成立させ、環境や社会への貢献を継続したいと思います。

グリーンWCMプラットフォーム（証拠に基づく資源循環連鎖）

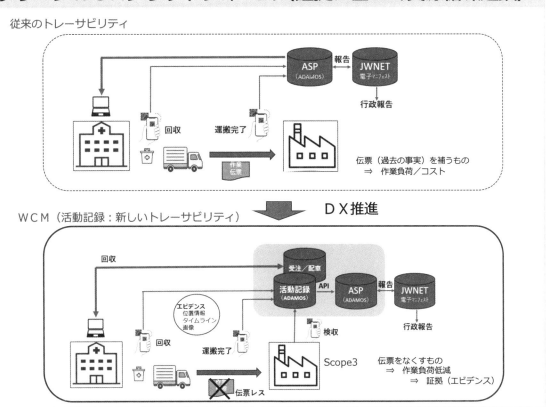

図表Ⅳ-5　グリーンWCMプラットフォーム

(4) グリーンWCMプラット フォーム (図表Ⅳ - 5)

従来のトレーサビリティの仕組みは伝票管理システムを補うものでした。これですと、伝票管理という仕事に、さらにトレーサビリティ管理という仕事が負荷されます。作業もコストも増えます。それでもアダモスの会員企業達は、社会のためということで対応してきました。

本来コンピュータは、人間が楽をするために開発されてきた側面を持ちます。紙伝票→電子伝票→スマホ伝票（イメージ）に移行していけば、現場作業が楽になるだけでなく、社会の課題に対応したデータ（情報）が提供できます。そのようなシステムを目指していきたいと考えています。

これからもご支援、ご協力をお願い申し上げます。

一般社団法人アダモス　代表理事　石井美也紀

推薦の言葉

一般社団法人 アダモス 理事長 田島知行

1. 私と医療廃棄物との関わり

私は、現在血液透析の医療機関を開業しております。皆様御承知とは思いますが、透析は腎機能の低下した患者さんの血液を大体週3回、1日4時間、器械を使って体外循環により浄化する医療です。

その際使用する器具は、一人1回の透析に1セットずつの器具を使用し、再利用はできないため、排出する使用済の器具等の廃棄物は、一般的な市中のクリニックに比べて桁違いに大量なので、医療廃棄物に対して無関心では居られません。そういった事もあり、日本医師会に常任理事として係った時に、当時日本医師会の医療廃棄物の専門の職員であった本書著者の原田氏の甚大な御助力を賜り、初めて「感染性廃棄物等に関わる検討委員会」を立ち上げ、「在宅医療廃棄物適正処理ガイドライン」や「在宅医療廃棄物取扱いマニュアル（医療従事者用）」等の作製及び医療関係者に特化した廃棄物処理責任者の講習会の設立等に関わりました。その御縁もあり退任後も著者に紹介され、2012年に設立された医療廃棄物の安全性確保を目的とした団体、ADAMOSの理事長に就任して10年目となった次第です。

2. ADAMOS紹介

ここでADAMOSについて少し紹介させていただきます。当組織は2012年設立いたしました。当初は医療関連機関の廃棄物の適正処理を推進するためのシステムとしてトレーサビリティを普及させるのを主目的として医療機関を初めとする排出事業者、この主旨に賛同する処分業者、コンピュータ事業者、その他の関連事業者で構成された団体でしたが、過去10年間に至る活動により、現在は医療廃棄物のみならず、他の廃棄物にも対象を拡げ、廃棄物全般の適正処理に関する活動や廃棄物に関する調査も行う様になり、最近では国の研究にも協力させていただいております。

3. 医療従事者から見た「医療廃棄物」

医療廃棄物は他の産業廃棄物と比較して、違いがあります。医療機関にとって患者の個人情報の保護は大変大切なものですが、残念ながら廃棄物処理法には個人情報保護への配慮はありません。「産業廃棄物」に分類される医療機関からの廃棄物は個人情報の保護が厳守されるべきですが、法律的にはこの法では全く保護されていないのです。

例えば、カルテですが、患者の個人情報の塊にもかかわらず廃棄する時は「古紙」となり、専ら物扱いとなります。また、血液が付着した廃棄物は「感染性廃棄物」として法的には分類されますが、考えて見れば究極の個人情報たる血液であるゲノム組成の保護は全く考慮が払われておりません。また、電子媒体によって記録するカルテや医療機関相互に共有すべき医療情報の受渡しに使用されるCDロム等は、廃プラ扱いとなり、これも個人情報の保護には一切考慮が払われていないのが現状です。

このように個人情報の保護に関して配慮のない廃棄物処理法に委せているだけでは、患者さんの安全・安心を確保する事は困難です。それ故、法律とは別に安全性を確保する仕組み、例えば、トレーサビリティシステムですが、これ等を自分達で作り上げる事が必要です。ADAMOSはそれを目差しております。

4. 不法投棄について

現在においても、医療廃棄物の不法投棄がマスコミで報道されています。最近は国民の関心も高まり、大規模な不法投棄は減少したように思いますが、未だに不適切処理が行われているケースがあるようです。特にカルテ、CD-ROM等の患者データの廃棄には細心の注意が必要となります。医療機関が排出事業者責任を全うするには、処分事業者の協力なくしては不可能です。適正処理を業者が行うには適正な処分費が必要です。その中には「安心・安全」に関する費用が含まれている事を認識して、それに見合う価格を設定する事が必要と考えます。

また、安心・安全は他人に委せるようでは無理があります。明確な管理システムに依り、適正処理を行う事が安心・安全につながると思います。ADAMOSはこの様なシステムを評価し、且つ独自の確立したシステムを提供しております。

5. 医療廃棄物の将来

今迄、人類は地球にある様々な資源を利用し、大量生産、大量消費を行って来ました。しかし資源は有限です。いずれ地球人口の増加等に伴い、このままでは将来資源が涸歇するのは明白です。それ故、我々が今から目差すべきことは、効率的なリサイクル、リユースのシステムを構築する事と考えます。

その中でも医療に使用される物は、人体への安全性が重視される事から、高規格、高純度の物が使われています。これ等の物を唯の廃棄物として焼却処理し、二酸化炭素を放出するのは忽体なく、また、環境への負荷にも好ましくありません。やはり、リサイクル、リユースのシステムの開発が急務と思われます。

しかし、このシステムを開発するに当っての隘路は、廃棄物の分別の難しさであると思います。「別ければ資源、混ぜればゴミ」と或る町のパンフレットにありましたが、まさにその通りです。今後その分別システムの重要性が社会的に認知され、技術的にも完成した暁には、廃棄物にたずさわる業界も今迄の「静脈産業」ではなく、「動脈産業」として資源供給の川上に

立つ事ができるようになるでしょう。

　ADAMOSは、「廃棄物を有価物へ」を合言葉としてこれを目差し活動して参ります。

　著者に対して今迄もふれて参りましたが、著者の原田氏は私の日本医師会役員在任中から大変お世話になった方です。原田氏は、日本医師会退職後もその専門意識を生かして医療廃棄物の安全性に関する数多くの講演活動を行って参りました。彼の今迄の活動は、まさに敬服に価する事であると思います。本書は、彼のその膨大な知識を集約し、わかりやすく簡明な一冊として出版の運びとなりました。まことに彼の半生の集大成がここに具現した事は感無量です。著者原田氏におかれましては、今後も引き続き、この活動を続けていただきたいと思って居ります。

終りにあたって

1. 感染性廃棄物処理業者も、エッセンシャルワーカー

　コロナの大流行で、普段はあまり耳にしない「エッセンシャルワーカー」という言葉が、よく聞かれるようになりました。「私たちの日常生活における、必要不可欠な仕事（エッセンシャルサービス）を担う働き手」という意味として使われています。

　代表的な職種として、まず、「医療従事者」が挙げられます。ついで、「スーパー、コンビニ、薬局店員」、「介護福祉士、保育士」、「区役所職員」、「バス、電車運転士」、「郵便配達員、トラック運転手」、「ゴミ収集員」といった、7つの職種が挙げられます。このエッセンシャルワーカーへ感謝を込めて、東京他各地で、ブルーインパルスの飛行などが行われました。

　私も直接ではないのですが、永年、医療には関わりました。皆さんの多くも、コロナ流行の最盛期にあっても、家族の心配を背に、怯むことなく診療に従事していらしたことでしょう。誰でもが、真似のできることではありません。強い使命感をお持ちだからできることです。

　わが国で、2020年1月15日に最初の感染者が確認された後、5月12日までに、46都道府県（岩手県は0人）において、合計15,854人の感染者、668人の死亡者が確認されました。

　研修会が開催された2020年3月5日の1週間前に、田中勝会長から、急遽、コロナも含めて講演をするように、という指示がきました。聴衆は、医療系処理業者が多く、当日は、20分という短い講演時間でしたが、コロナの最新情報と、本来の環境省「感染性廃棄物処理マニュアル」を読み解く：その3中間処理の立場からについての、2つのテーマで講演をしました。

　コロナについては、急遽、神奈川県資源循環協会の伊丹重貴・医療部会長にお願いして、一般社団法人アダモスのお仲間にコロナ廃棄物のプラ容器の梱包の注意事項と、実際の医療機関からの運搬の際のコロナ感染防止用の梱包の写真を入手するなどご協力いただきました。研修

会の当日は、パワーポイントで披露し、一部は、参考用に配布もしました。まだ、新型コロナもインフルエンザと似たもので、空気感染という認識は薄かった頃でした。研修会へは、北海道から勉強会の仲間や、J&T環境㈱からもご出席いただきました。

コロナの始まりは、ダイヤモンド・プリンセス号といっても過言ではありません。この客船の後始末、感染性廃棄物の処理は、結局、地元神奈川県産資源循環協会（以下、神奈川県協会）が担当せざるを得ず、本文にも出てくるアダモスのお仲間が直接処理に当たったようです。

2. 多様なコロナ感染経路への対応

医療従事者が、エッセンシャルワーカーの筆頭であり、コロナのまん延に対しての献身的な診療振りは万人の認めるところです。ところが、当然感染力が強いコロナウイルスですから、その廃棄物も、エアロゾロ感染で強力です。容器に密閉するだけでは済みません。SARS-CoV-2の感染は、感染者の鼻や口から放出される感染性ウイルスを含む粒子に、感受性者が曝露されることで感染します。

その経路は主に３つあります。①空中に浮遊するウイルスを含むエアロゾルを吸い込むこと（エアロゾル感染）、②ウイルスを含む飛沫が口、鼻、目などの露出した粘膜に付着すること（飛沫感染）、③ウイルスを含む飛沫を直接触ったか、ウイルスが付着したものの表面を触った手指で露出した粘膜を触ること（接触感染）の３種類です。このように感染力が強力なウイルスを含む感染性廃棄物の廃棄を直接担当する処理業者を、なぜエッセンシャルワーカーに含めないのか、マスコミは気が付かないのか、その存在を知らないものなのか、大きな疑問でした。

研究会関係者からも、生活ゴミの収集者には、家庭からのコロナ関係ゴミを危険も顧みず、収集したことを讃えた発言がありました。しかし、医療系処理業者には、触れません。かなり後、医療機関での収容が不足し、感染者を一般ホテルで待機することになった際にも、コロナ廃棄物の収集については、テレビ各局が紹介し、病院のコロナ廃棄物に関しては、自衛隊中央病院のゾーン分けなどは紹介されましたが、感染性廃棄物の収集や扱いについては、一度も報道されませんでした。一番危険な物の存在には、気が付かないものなのかと大変疑問に思いました。

コロナ流行前、北海道合同ESCとの勉強会、講演も実現し、情報交換をしておりました。収集先の病院でクラスターが発生し、感染者で溢れており、収集処理業者は収集作業員の感染の危険もあり、人手が足りず、感染回避のためにワククチン接種を依頼したところ断られていました。心配は的中、収集作業員が感染してしまい、自宅待機をさせられたそうです。

3. 置き去りにされた感染症廃棄物処理業者

医療機関も処理業者も、一心同体であり、感染性廃棄物処理に当たっていたと主張しております。ところが、当時、実現可能な良い解決方法は、見つかりませんでした。医療機関や企業はコロナ感染予防に力を入れており、マスク、手袋は当然であり、ガウン、または予防着を着用などしています。ところが廃棄物処理業者は、これら感染性廃棄物となる予防着やマスク、手袋は、廃棄方法が無いのです。明らかに病院の感染病棟などからの廃棄物を運搬する際に用いるので、感染性廃棄物として医療機関内のプラ容器に入れさせてもらえば良いのですが、費用を持つと言っても、断られます。なぜ処理業者は、感染性廃棄物の廃棄ができないのか？　それは、「感染性廃棄物は、医療関係機関等から

発生したものに限定する」というのが、廃棄物処理法施行令の規定だからです。業者は、マニフェストを発行できません。これは関東でも同様、行政はこれらの便宜を図ってくれません。

ただ1人、感染性廃棄物処理業者をエッセンシャルワーカーとして取材した例がありました。「INDUST（いんだすと）」誌などの連載でもお馴染みの杉本裕明氏です。元朝日新聞社の記者で、現在は廃棄物をはじめ、環境問題などの各分野で広い知識をお持ちの方です。

コロナ感染まん延の中でごみを扱うエッセンシャルワーカーの活躍（上）（下）がその記事です。https://ecotopia.earth/article-5723/ https://ecotopia.earth/article-5732/

その内容は以下の通りです。感染者が580万人を超え、死者は2万6,000人を超えるという未曾有のパンデミックとなった日本で、神奈川県と神奈川県協会が連携を取り、対応したのです。自宅療養者が爆発的に増加し、感染者がホテルで療養している状態となりました。医療機関ではないところから、感染性の高い、感染性廃棄物が排出されるわけです。取り扱いは、法的には生活ゴミですが、中味は、感染性廃棄物です。処理業者もPPEの完全装備で、扱わなければなりません。その上、通常の医療機関の感染性廃棄物も収集しなければなりません。

神奈川県協会の伊丹重貴医療部会長（当時アダモスメンバー）は、県とは元々連携が良く取れておりました。ところが、日常診療の感染性廃棄物と、療養ホテル等の感染者の一般ごみまでには人手が不足し、困っていると、協会の他のメンバーが、危険を顧みず一般廃棄物を収集する等の連携を取り、同じく、部会員で、アダモスメンバーでもある中商で焼却処理を行ったのです。ダイヤモンド・プリンセス号の処理も同様と考えられます。

4. 重要性が増した静脈活動

各地の処理業者の集まりである一般社団法人資源循環協会では、都道府県ごとに独自の活動をされております。管理責任者講習会、他一般の講習会などでも、私は各地に伺いました。ただし、神奈川県協会の医療機関向け講習会は、令和元年度10月の横浜市と翌2年2月14日の相模原市を最後にコロナで中断です。この前日、相模原中央病院から転院のコロナ患者のわが国初の患者死亡がニュースになりました。

医療従事者の方々は、家族への感染などの危険も顧みず、コロナの治療に専念されました。本当に頭が下がる献身的な行為です。ようやく下火状態で、遅ればせながら、ひとまずは、お疲れ様でした。といっても、特別手当支給やまとまった休暇を取れるわけではないでしょう。

コロナ感染の恐ろしさを第一線で経験されていたわけです。これは陽の当たる「動脈活動」と言えます。一方、処理業者の方々の仕事は、目立たない「静脈活動」と言え、目立たない所で、縁の下の力持ちとして支えていらしたわけです。

これからは、医療機関の診療面についても、積極的に情報発信が進むことでしょう。患者の評価も、静脈面での感染性廃棄物や環境保全の活動も、処理業者との連携も含めて、時間は少し掛かりそうですが、環境への関心も高まり、責任面も注視されてくるでしょう。

とはいえ、医療機関と処理業者の連携は、まだ十分とは言えません。処理業者側からも、事業自体が、静脈活動ですから、この重要さと現状を多くの医療機関、関連企業、住民に知ってもらうべきですが、なかなかそのような機会がありません。

今後、一般社団法人アダモスの先端情報技術を取り入れた活動や、これに積極的に取り組んでいる医療機関の活動、さらには、郡市医師会

の取り組み事例の紹介も増やすべきです。

　第IV章で、一部ご紹介しておりますが、本来医師会が行う部分も多いと考えます。環境問題は、まだ立ち遅れています。しかし環境に関する情報発信、積極的な情報開示を実施し、医療側もさらに感染性廃棄物他の3R活動を高めることを期待いたします。

5. 医療関係者への感謝になぜ、ブルーインパレスの飛行か？

　医療関係者への感謝で、ブルーインパレスの飛行がありました。果たして勤務中で、どれほどの方がご覧になれたか疑問です。お礼なら他の形でも良いという意見も多数あるようです。

　感謝が、なぜブルーか。これはイギリスが発祥で、NHS（National Health Service：英国国民保健サービス）のカラーがブルーで、医療従事者への感謝を表明するMAKE IT BLUEのライトアッププロジェクトの一環からです。このキャンペーンと共に、日本では2020（令和2）年4月23日からスタートとしており、毎週木曜日に日本各主要施設で、明かりを点灯しております。

6. 感染性廃棄物の適正処理への薦め

　医療関係者の皆さんにとっては、「感染性廃棄物を中心とした廃棄物の処理の仕事は、主流から外れているのではないか。このようなことを自分がやって役に立つのか」など不安がよぎるのではと思います。確かに、現在の医療機関、特に診療所では、廃棄物処理は片手間仕事であり、1つの独立した業務としての認知は、低いといえます。どのような動機づけ、何をきっかけにしたら良いでしょうか。

　私は、日本医師会（以下、日医）を定年間近

の60歳の時に廃棄物の通信教育講座を立ち上げの担当がきました。「日本医師会雑誌」など医学関係の部署の学術課長をしており、急遽駆り出されました。当時は、日医総研も兼務で、出遅れていた臨床検査の国際標準化を目指しておりました。武見会長から許可をいただき、北里専門学院白金の臨床検査（昼・夜）で、20数年「情報科学概論」を教えており、臨床検査の標準化の直前で、急遽変更で、躊躇しました。

　動機づけは、自分で手掛けてきた生涯教育の考え方でした。廃棄物は、臨床検査に比べて遥かに遅れていました。そして臨床検査の専門家、臨床検査技師数は、6万6000人（2021年時点）いました。

　一方、医療における廃棄物は、感染など医学面からも、針刺しによる看護師等の感染防止、不法投棄の撲滅、廃棄物の不正処理等々と医療側の人で、これに携わる人は、一部の方であり、当時は、誰も良くわからず、孤立無援状態でした。自分の発想で立ち上げた生涯教育の考えに当てはめ、自分の趣味の一部と考え、気長に、一歩ずつ学ぶというスタンスで臨みました。

　実際には、医療の多忙な方に替わって、難しい分野、特に私も苦手な法令事項等を自分が犠牲となって、まず、学ぼうとしました。当時、全国産業廃棄物連合会（以下、全産連）医療部会副部会長の宮村隆喜氏や処理業者の方々に本質の部分を聞き、実務を教わり、医療機関の益になり、違反者を出さないようにしたいとの願いが、私の廃棄物への動機づけでした。

7. 医療廃棄物の話をしよう

　「終わりに」で、どのようなことに触れようか、いろいろと考えました。

　皆さんは、どのようなきっかけで、感染性廃棄物との関係ができたのでしょうか？　私にとっては、臨床検査の標準化に替り、廃棄物の

担当となり、日医での終わりの頃の仕事です。スタートは、請求事務の簡素化で、オルカの原型の発案や請求事務専用パソコンともいうべき、「メディコム」の発想と実現、その後は、世界医師会事務局を経て、学術課長として、読まれる日医雑誌への刷新、その一環として、雑誌に年2回の付録と1回の臨時増刊創刊、最終では、阿部正和・慈恵医大学長にご協力を仰ぎ、日医生涯教育制度の新設に至りました。

教育は、自分の持っている力を引き出すものと解釈します。また教えることは、学ぶことです。廃棄物について学び、少しでもお役に立てればと取り組みました。皆さんも、特に担当でなくてもこのような考え方で、ご自分の生涯教育のテーマに医療廃棄物、将来の脱炭素社会実現を選んだということであろうと思います。

8. 医療との接点の始まりは、診療所のアルバイト

多くのみなさんの医療との接点は、ご自分自身の希望で医療関係の学校を選び、その仕事に就かれたからでしょう。私の場合は、大学に入ってお世話になっていた診療所からアルバイトのお誘いがあったのがきっかけです。時々大きな蕁麻疹ができて、受診するのは休診日や夜間の時間外ばかりでした。またかと言いながらも治療をしてくださった藤沢先生から、ご自分の自動診断の研究の手伝いを頼まれました。私は、日曜日の午前中と、他に夜間（月・水・金）の診療の手伝い、終わってからの研究の資料作りを始めました。これが続き、先生はこの研究で日医から表彰を受け、私も縁で、武見太郎会長にお目にかかり、日医に就職しました。出版は、医書のトップの医学書院でした。後に臨時増刊の刊行の際には、出版時アシストの七尾清氏（後役員）には、優秀な能力を発揮いただき、深く感謝しております。まさに、人生塞翁が馬

と思います。

9. 廃棄物についての第一歩

廃棄物処理については、最初の師匠は、浜松医科大学の松島肇名誉教授です。その直前まで臨床検査の国際標準化、ISOの15189の日本版を目指しておりました。急遽、日医総研で感染性廃棄物の通信教育講座を立上げて、ほぼテキスト案はできており、これに添った講座の教科書制作で原稿依頼から始めました。

2003（平成15）年度「第1回日本医師会感染性廃棄物安全処理推進者養成講座」が発足しました。また同時に「第1回日本医師会医療安全推進者養成講座」も開講予定で、担当は、感染性廃棄物、12冊の教科書の作成でした。自ら2つの講座を受講しました。

半年後に、優良処理業者の選択のサブテキストの追加案が出て、松島先生からご紹介を受けたのが、大阪府産業廃棄物協会の副会長で、前出の宮村隆喜氏です。収集運搬・処分業をされており、日本環境衛生センターの焼却の講師です。その後も、度々、上京され、時間を割いて、実際の廃棄物処理について教えを受けました。

コートクの焼却炉の見学、収集運搬の許可もお持ちで、いくつかの病院等の収集に同行することで、現場の生きた勉強ができました。また、廃棄物と以前に手掛けた、医療の請求事務とは共通しており、都道府県によって、法令事項でも統一が取れてなく、結構、まちまちで、厄介な共通点を痛感しました。一方では、浜松医大の松島教授の元にも伺い、通信教育の毎月の添削問題や質問の回答案を「新幹線 こだま」の車中で作成、必死で予習しました。

「門前の小僧、習わぬ経を覚える」と、まさに60歳の手習いでした。

10. 「優良処理業者選択の ポイント」を急遽執筆

　宮村氏とは、6月、東京でお会いして、「優良処理業者選択のポイント」の執筆をお願いしました。ところが、8月終わりになっても、ご多忙な方で、全く原稿をいただけません。12月には、全国から受講生が日本医師会館に集まり、スクリーニングが行われます。時間が迫るなか、依頼した私が責任を取らされ、結局自分で書く羽目となりました。残り3カ月間は、スクリーニングの資料作りと、回答の添削、質問への回答、そして何より、まだ全くの素人が、優良処理業者を選ぶ原稿を書くのですから、綱渡り状態でした。12月にテキストを間に合わせ、宮村氏と分担し、講演をしました。

　ここで貴重だったことは、宮村氏を通じて、処理業者の側から医療機関を見ることができたことです。もし日本医師会の者と言って現地に行けば、取り繕って、普段の状態を見ることはできなかったと思います。また、宮村氏から、実際の良い処理業者と悪い処理業者の例を教えていただくなど、他では、知ることができない貴重な種々のケースを伺いました。

　この経験と、「優良処理業者選択のポイント」を作ったお陰で、本書でも、医療機関は、優良な処理業者を選ぶことが第1の選択肢であると強く確信しました。そして、お互いに誠意をもって切磋琢磨する関係が望ましいと考えます。

　松島教授に監修していただき、先生がアドバイスされている静岡磐田市医師会では、実際にこの優良処理業者選択シートを用いて、処理業者の評価付けを行い、その結果を郡市区医師会員に公表します。処理業者は、この選択シートで評価を受けないと、この地区の医療機関の廃棄物処理の委託を受けられません。数年後、今村常任理事は、都道府県廃棄物担当理事連絡協議会でこの試みを石坂磐田市医師会長より発表していただきました。

　「人生万事塞翁が馬」ではないですが、皆さんも医療関係では、理不尽なお叱りを受けたり、またとても良い先生に恵まれたり、人との出会いは様々です。しかし直接、患者の健康を守って、病から救う手助けをされています。対コロナもその1つです。新たな接点は、感染性廃棄物の狭い分野です。廃棄物で煩わされるのは、忍び無い。私自身、医師や、看護師、臨床検査技師、薬剤師等々の方々に、面倒な法令を覚えるのに時間をかけることは避けていただきたいと考えています。

　周りには、良き処理業者も大勢いらっしゃいます。良き処理業者を選び、連携を取って、少しでも不安を減らしていただきたいのです。事務の方も、医療関係者の方も、すべての方が資格を取得することは、難しいでしょう。

　半分は、「初期事項」で最初にやるべきもので、廃棄物処理が始まった時点で終わっています。毎日や月数回なりの廃棄物排出は、「継続事項」です。事務面では、マニフェストが中心となり、不法投棄から自分の身を守るためのものです。重要なことは、実際の感染性廃棄物のプラ容器には、他の廃棄物を入れないことであり、厳禁です。これを守るのみです。そして、良き院長の補佐として、事務の方は、ぜひこの機会に管理責任者の資格をお取りください。

11. 通信教育から、国の資格取得講習会へ

　日医は、2年に1回選挙により、会長を筆頭に執行部を選びます。2004（平成16）年選挙で、植松治雄新会長体制が発足し、執行部の意向で、田島知行廃棄物担当常任理事（初めての廃棄物担当と名乗った最初の役員）より、通信教育養成講座の廃止を告げられました。これで

はいけないと必死に調べ、2年後には、田島常任理事のご尽力もあり、廃棄物処理法の国の資格取得が可能な日本医師会と日本産業廃棄物処理振興センターの共催で400ページからなるテキストを用意し、「医療関係機関等を対象とした特別管理産業廃棄物管理責任者講習会」の新設となったわけです。田島前常任理事から、今村新常任理事に対面の上、引継ぎをしていただきました。以降、今村先生のお陰で、これは現在、各地で継続されております。

田島担当理事には、感染性廃棄物のプロジェクト委員会の発足、今村担当理事には、この委員会を元に第1回全国都道府県廃棄物担当理事連絡協議会開催までに至りました。

「廃棄物から環境へ」を、ご自身の生涯教育のテーマに

医療は特殊だからという特別な扱いは、今後は通用しません。廃棄物のみは、狭い範囲です。一方、医療だけが、新品の貴重なプラスチックの廃棄物容器に、感染性廃棄物を入れて、そのまま一緒に焼却しています。この時代には信じられないことです。

現在、世界で脱炭素化社会が叫ばれています。「日英、脱炭素化で連携」と読売新聞1面（2023年8月29日付）に大見出しが出ており、アジア・アフリカを含めて、連携を強化するとのことです。

地球温暖化の原因は、脱炭素化も、カーボンニュートラルもほぼ同義です。後者は、正確には、二酸化炭素（炭酸ガス）を中心に、メタン、フロンガス類を含む温室効果ガス全般です。

第Ⅳ章では、発想転換として、炭酸ガス、ダイオキシンの発生しない、画期的な「有機物磁気熱分解エネルギー変換装置」の優れた特長と、病院での実例に触れました。

医療関係者が診療という動脈活動ばかりでは

なく、感染性廃棄物処理からその延長上にある、脱炭素化などの静脈活動の部分も含めた環境面をご自分の生涯教育のテーマとして捉えるという発想転換が重要です。診療面ばかりでなく、廃棄物面でも焼却を減らし、地球温暖化の防止に何か貢献できるものはないか、常に念頭に置いて行動するという積み重ねは、まさに生きた生涯教育であり、大きな成果に繋がります。これらは、主として環境のウエイトが大きいです。さらに広く、将来を考えたい方は、SDGs（持続可能な開発目標：Sustainable Development Goals。持続可能とは、何かをし続けるということです）を目標としてください。SDGs では、17 のゴール、169 のターゲットが用意され、2030 アジェンダ（やるべきこと）として、2016（平成 28）年から、2030（令和 12）年までの国際社会共通の目標が掲げられています。以下の環境省のサイトをご参照ください。

(https://www.env.go.jp/earth/sdgs/index.html#:~:text= 「持続可能な開発目標」

本書の終わりにあたって、医療、廃棄物にとどまらず、今後、将来の大きな目標を見据え、座標軸を決めて、その中で一歩ずつ、しっかりと学ばれ、活動することを祈ります。

謝辞

本書の制作に至るまでには、多くの方々にご教示、ご協力をいただきました。

直接的には、今回の出版のきっかけを作っていただいた一般社団法人アダモスの田島知行理事長、石井美也紀専務理事（当時）には、心より感謝いたします。編集にあたっては、井澤泰・篠原出版新社編集長には、拙い上に、遅い原稿でご迷惑をおかけし、まとめていただき深く感謝いたします。

20 年前に、当初、廃棄物について全くの素

人である私にご指導いただいた、松島肇先生（浜松医科大学名誉教授）、岡田淳先生（元大東文化大学教授）、矢野久子先生（名古屋市立大学教授）、元日廃振センター馬場寿理事兼開発部長、宮村隆喜先生（前出）、TIN（株）千葉秀郎氏を始め、通信教育講座の各講師の方々、感染性廃棄物委員会宮崎元伸委員長を始め、各委員、そして新担当理事として、講習会の発足と継続に寄与された今村前日医副会長にこの場をお借りして、感謝いたします。「医療機関を対象にした特別管理産業廃棄物管理責任者講習会」新設には、元（公財）日本産業廃棄物処理振興センターの竹内敏理事兼研修部長には、多大のご尽力をいただき深く感謝いたします。

元東京都環境局の下鳥産業廃棄物対策課長には、新型インフルエンザ対策、他でご尽力いただき感謝いたします。企業にあっては、日医退職の後、顧問としてHPにおいて、10年余に亘り、「感染と感染性廃棄物のABC」連載の機会をいただいた、旧東京臨海リサイクルパワー、現J&T環境株式会社の関係諸氏に心から感謝いたします。講習会開催では、講師としてご指名いただき、また現場の状況、問題点をつぶさにお教えいただいた伊丹重貴神奈川県協会常任理事医療部会長・全廃連医療部会長、岩澤敏治副部会長、他の関係者の方々に厚く御礼申し上げます。

早稲田大学大学院環境・エネルギー研究科の小野田弘士教授にはご多忙の折、原稿をいただき厚く感謝いたします。一般社団法人アダモスの帝京大学総長沖永佳史副理事長、会員の相田化学工業株式会社の朝倉真人様、株式会社クレハ環境の麻生典保様、日本メディカル・ウエイスト・マネジメント株式会社の金原暁治様、株式会社三友環境総合研究所の小松和史様、株式会社中商の中嶋達夫様など各理事には、多方面で資料他ご協力、ご助言をいただき、深く感謝いたします。有害・医療廃棄物研究会の田中勝会長、木ノ本雅通・鈴木良實両副会長、並びに学術部会の諸氏には、平素よりアドバイスをいただき、御礼申し上げます。

著者紹介

原田　優（はらだ まさる）　1944（昭和19）年 東京生まれ 東海大学工学部 経営工学科卒業、1967（昭和42）年4月〜 2009（平成21）年7月 公益社団法人日本医師会統計課勤務

主な業務

企画統計関係：1967（昭和42）年〜　医療システム、請求事務簡素化（メディコム開発、オルカ原案等）、1970（昭和45）年から1996（平成8）年 北里衛生科学専門学院1部・2部 講師。

学術関係（学術課長、後に生涯教育課と改称）1983（昭和58）年〜 1994（平成6）年
日本医師会雑誌の刷新、付録・臨時増刊の創設（生涯教育シリーズ開始）。生涯教育推進会議新設、日本医師会生涯教育制度発足、学術企画委員会新設 担当。

情報管理関係：会員情報管理システム確立 1994（平成6）年〜 1997（平成9）年
日本医師会総合政策研究機構（日医総研）関係 審議役兼務：日医総研創設と共に標準化 ISO15189 など。

廃棄物関係：感染性廃棄物通信教育講座発足 事務局担当。2003（平成15）年『優良処理業者選択のポイント』宮村隆喜共著、『感染性廃棄物処理マニュアル』宮崎元伸共著（日医総研刊）。2005（平成18）年医療機関向け特管産廃管理責任者講習会新設。（公財）日廃振センター共催。環境省監修テキスト作成等。センター非常勤講師 各地で講習会。2009（平成21）年7月退職。

退職後 2009（平成21）年9月〜 東京臨海リサイクルパワー（株）非常勤顧問。2019（平成21）年JFE環境（株）と合併、改称 J&T環境（株）東京エコクリーン HP 感染性廃棄物のABC 終了 現在に至る。

有害・医療廃棄物研究会理事・学術部員。全産連、東京都資源循環協会、神奈川県協会、千葉県協会等、アダモスセミナー他、北海道から、沖縄等各地講習会講師。JICA 海外感染研修生 講習・見学実習など。

医療廃棄物の話をしよう

定価 2,970 円（本体 2,700 円＋税）

2024 年 3 月 25 日　初版第 1 刷発行

著　者　　原田　優
発行者　　藤原　大
デザイン・DTP　　株式会社プラス・ワン
印刷所　　株式会社丸井工文社

発行所　　株式会社 篠原出版新社
〒 113-0034　東京都文京区湯島 3-3-4 高柳ビル
電話（03）5812-4191（代表）
郵便振替 00160-2-185375　e-mail: info@shinoharashinsha.co.jp
URL: https://www.shinoharashinsha.co.jp

ISBN 978-4-86705-820-6　C3047 Printed in Japan